JN128644

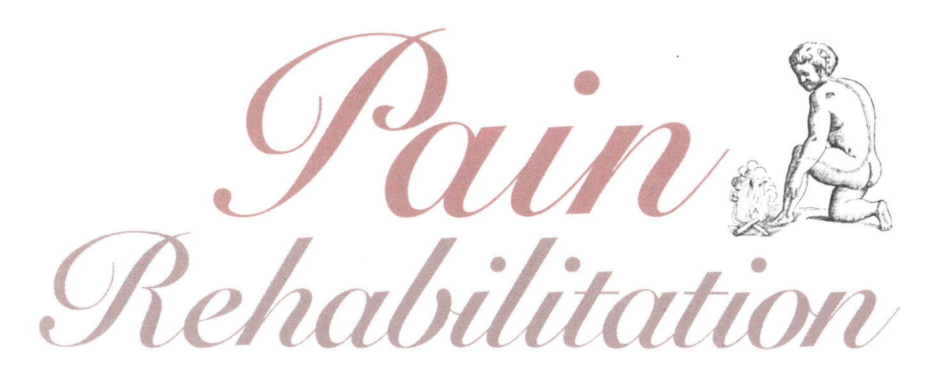

ペインリハビリテーション
入門

沖田 実

松原貴子

三輪書店

序

2010 年 9 月に厚生労働省から『今後の慢性の痛み対策について（提言）』が発表され，その中の大きな柱の一つに医療者育成のための教育の必要性，重要性が示された．そして，このことを受け 2011 年に新設された厚生労働科学研究費補助金（慢性の痛み対策研究事業）研究の一つに，「痛み」に関する教育と情報提供システムの構築に関する研究（研究班長：柴田政彦先生，現：奈良学園大学教授）が採択された．幸いなことに，本研究には筆者も研究分担者として参画させていただき，特に理学療法士・作業療法士の学生用に「リハビリテーション医学」の講義スライドと解説集からなる教育コンテンツを本書の共著者である松原貴子氏（神戸学院大学）に協力をいただきながら作成し，公開した（https://sv123.wadax.ne.jp/~pain-medres-info/itamikyouiku/）．加えて，2013 年 5 月 24 日～26 日に名古屋市で開催された第 48 回日本理学療法学術大会（大会長：鈴木重行先生，現：名古屋大学名誉教授）では，大会長企画シンポジウム「疼痛理学療法のグローバル・スタンダード」に松原貴子氏，森岡 周氏（畿央大学）とともにシンポジストに選出され，筆者は「疼痛理学療法の教育トピックス」と題して上記の教育コンテンツの内容も含めて話題提供させていただいた．そして，この発表をお聞きになっていた三輪書店の青山 智代表取締役から教育コンテンツを題材とした初学者向けのペインリハビリテーションの書籍を作ってはどうかとご提案いただき，それから 6 年近くの歳月が流れたが，この度ようやく『ペインリハビリテーション入門』と題した初学者向けの書籍を上梓することとなった．

企画のお話から 6 年近くの歳月を費やし，青山代表取締役をはじめ三輪書店の皆様には大変なご心配とご苦労をおかけした．しかし，この間に慢性疼痛に対するリハビリテーションはエビデンスも含めて大きく様変わりし，この点を考慮すると，この時期の上梓は的を射ていたのかもしれない．たとえば，米国内科学会の非特異的慢性腰痛に対するガイドラインをみると，2007 年版は運動療法の効果は高いとされていたが，その 10 年後の 2017 年の改定版では運動療法単独の効果は低く，認知行動療法や患者教育指導といった行動医学的アプローチを併用したリハビリテーション戦略が必要であることが示された．そして，2018 年 3 月には厚生労働省「慢性の痛み診療・教育の基盤となるシステム構築に関する研究」研究班とわが国の 7 つの疼痛関連学会とが連携し，All Japan 体制で作成した『慢性疼痛治療ガイドライン』が発刊され，わが国における慢性疼痛治療の指針が示された．また，2016 年には『理学療法士作業療法士国家試験出題基準』が改正され，「慢性疼痛」が解剖学や生理学と同じ大項目に追加された．加えて，『理学療法士作業療法士学校養成施設指定規則（以下，指定規則）』が約 20 年ぶりに改正され，2019 年 4 月から施行となるが，この指定規則改正を受け，（公社）日本理学療法士協会では『理学療法学教育モデル・コア・カリキュラム』を策定した．筆者もその検討委員会のメンバーの一人として策定作業に参画させていただき，その過程では理学療法士養成課程における疼痛医学教育の必要性を説明させていただいた．この点については検討委員会のメンバーからも賛同が得られ，疼痛の臨床医学のみならず，他の疾患別理学療法学と同程度に疼痛理学療法学の学修内容を盛り込ませていただいた．つまり，このような背景も踏まえ，この時期に本書を上梓した次第である．

本書は，「Chapter 1 痛みの理解」，「Chapter 2 痛みの評価」，「Chapter 3 痛みのマネジメント」といった３章からなる構成とし，養成校の学生も含めた初学者が自己学習しやすいように，また，講義する教員もスライドで提示する図表等とその教授内容が一目でわかるように，１枚の図表と２ページ以内の解説文からなる「スライド配布資料風」のレイアウトとした．これは，共著者の松原貴子氏のアイディアによるものである．松原氏は理学療法士養成課程で長年にわたって疼痛医学を教授してきた経験があり，学生からの授業アンケートや意見を反映し，また教員からの“講義教材に困る”との声を受け，いかに学生が勉強しやすいか，また，いかにわかりやすい講義を展開するかを追求してきたからこそ生まれたアイディアである．加えて，巻末には「Chapter 2 痛みの評価」で解説している各種の評価票をできる限り掲載した．これは，各種の評価票の具体的な内容を理解していただきたいだけでなく，臨床の場ですぐに活用していただきたい思いからでもある．当然，版権の都合で掲載できなかった評価票もあり，この点は了承願いたい．そして，本書がこれからのペインリハビリテーションを担うセラピストの糧になれば，望外の幸せである．

最後に，本書の出版に際し多大なご尽力とご心配をおかけした青山 智代表取締役には，改めて御礼申し上げる次第である．また，われわれの度重なる無茶なリクエストにも真摯にご対応いただき，出版に導いていただいた編集部の久瀬幸代様には深く感謝申し上げたい．

2019年２月吉日

著者を代表して
沖田　実

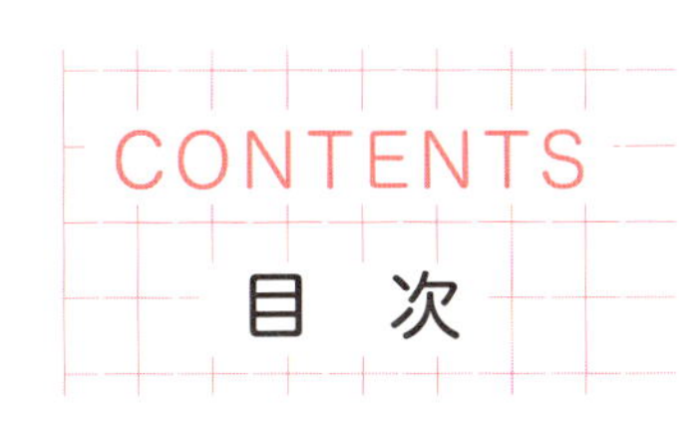

CONTENTS
目　次

Chapter 1　痛みの理解　沖田　実

Chapter 2 痛みの評価　松原貴子

Chapter 3 痛みのマネジメント

1 急性痛に対するリハビリテーション　沖田　実

2 慢性疼痛に対するリハビリテーション　松原貴子

3 その他のマネジメント　沖田　実

付　録　痛みのリハビリテーションでよく使用する評価票

COLUMN

本書の構成

Chapter 1 ～ Chapter 3 の本文に出てくる下線付き専門用語は，146ページ以降の"用語解説"にビギナーの理解を助ける説明を掲載しています．

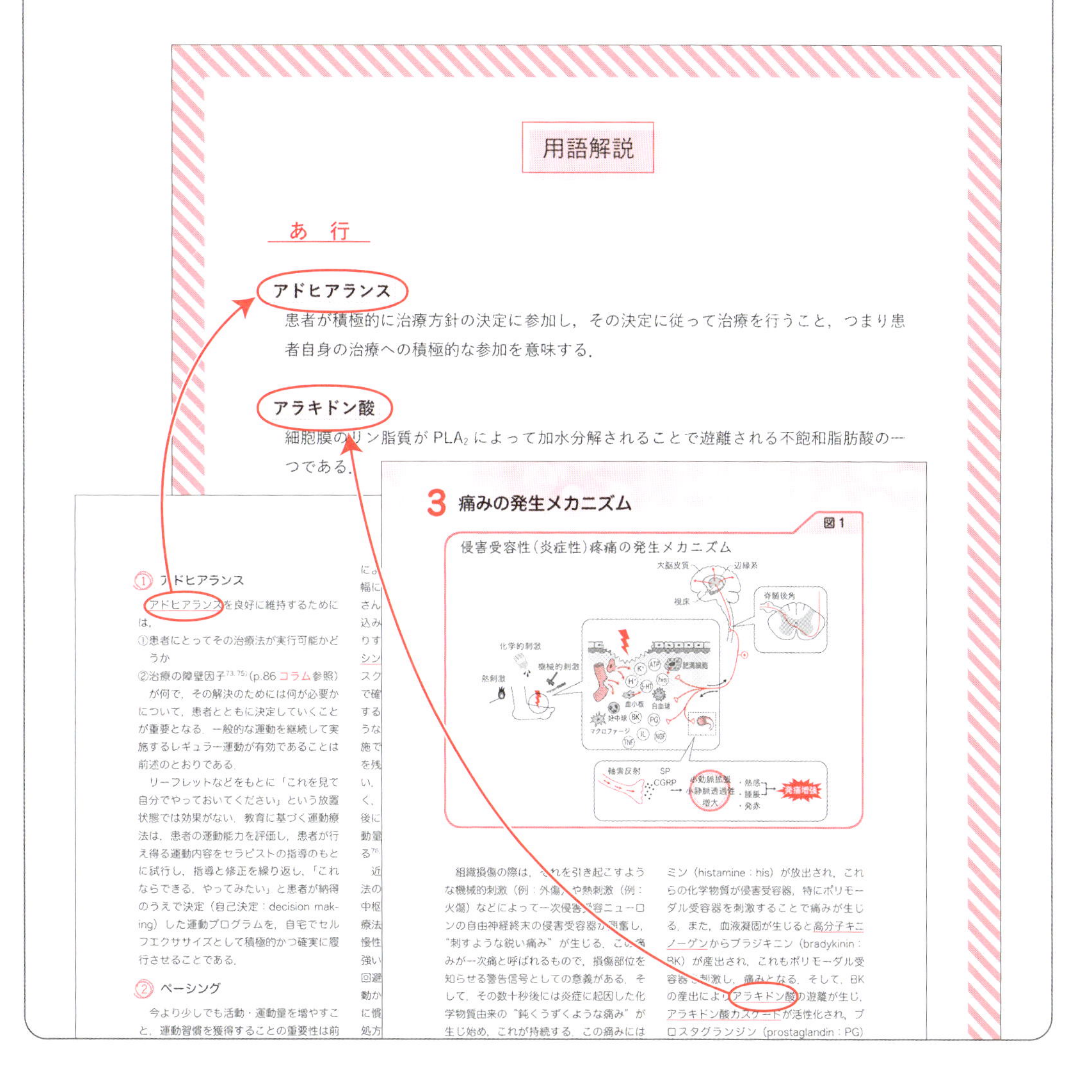

Chapter 1

痛みの理解

1 痛みの定義・概念

図 1

痛みの定義

原　文

An unpleasant sensory and emotional experience associated with, or resembling that associated with, actual or potential tissue damage. (IASP, 2020)

日本語訳

実際の組織損傷もしくは組織損傷が起こりうる状態に付随する，あるいはそれに似た，感覚かつ情動の不快な体験. (日本疼痛学会訳, 2020)

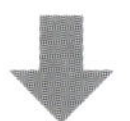

定義から読み取る痛みの本態

- 感覚かつ情動の不快な体験……痛みには多面性があることを提示

さらに

- 実際の組織損傷もしくは組織損傷が起こりうる状態に付随する，あるいはそれに似た……急性痛と慢性疼痛の存在を提示

痛みに関する研究の歴史は非常に古く，その過程でさまざまな諸説が発表され，このことは少なからず混乱を招いてきた．そのため，1979 年に国際疼痛学会（International Association for the Study of Pain：IASP）が「痛みの定義」を定め，全世界に発信し，現在は 2020 年に改定された定義[1)]に基づいて痛みの概念や意義，病態などが整理されている．

IASP が定めた「痛みの定義」において重要な点は，痛みを“感覚かつ情動の不快な体験”と表現している点にある．これは痛みが単に感覚情報としてのみ体験されるものではなく，情動反応や認知処理情報をも含む多様な情報として体験されるものであること，すなわち痛みには「多面性」があることを示している．そのうえで，痛みを“実際の組織損傷もしくは組織損傷が起こりうる状態に付随する，あるいはそれに似た”と表現することで，組織損傷に伴って生じる生理的な痛み，すなわち「急性痛（acute pain）」だけでなく，明らかな損傷がなくても生じる痛み，すなわち「慢性疼痛（chronic pain）」の存在を示している．

一方，IASP の「痛みの定義」には注釈（Note）も付記されており，以下の内容は特に重要である．具体的には，痛みは生物学的，心理的，社会的な要因の影響を受ける個人的な体験で，侵害受容とは異なる現象であること，また，痛みは身体機能や心理社会的な健康に悪影響を及ぼすことが明記されている．そして，痛みを経験しているという訴えは尊重されるべきだが，言語による表出は痛みを表す行動の一つで，コミュニケーションが不可能であっても（乳幼児や言語・認知機能などに障害がある人），痛みを経験している可能性は否定できないことが強調されている．

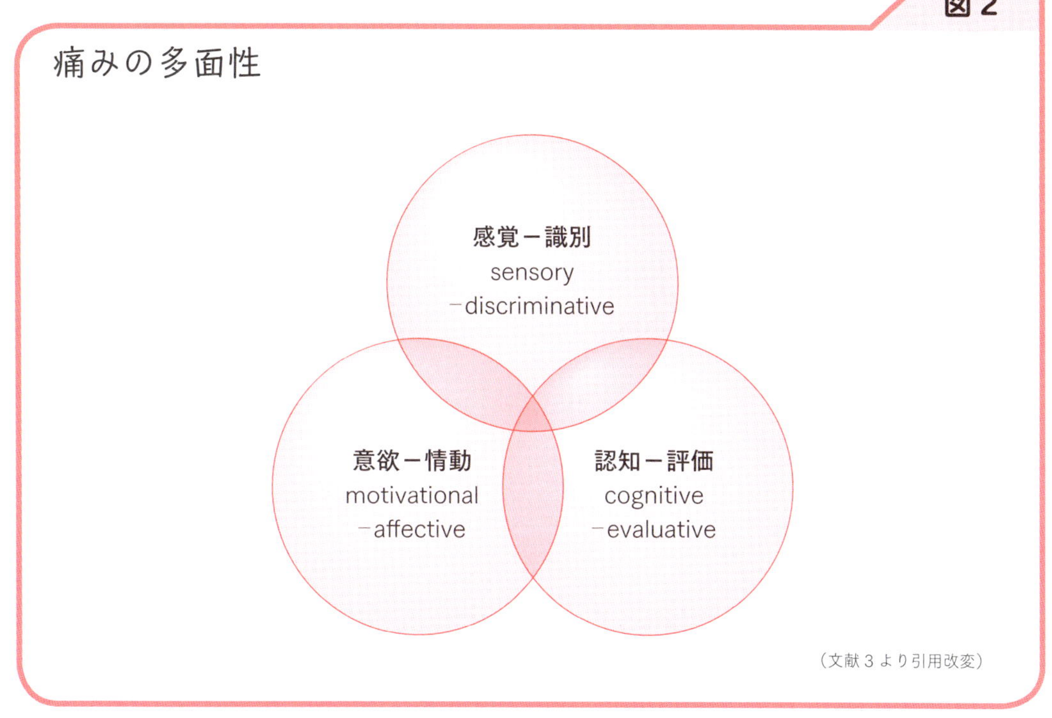

痛みは単に「感覚」としての側面だけでなく，「情動」や「認知」としての側面も含んだ多面性を有している[2,3]．つまり，痛みという情報は脳内のさまざまな部位で処理・構築されているといえ，それぞれの側面の概要は以下の通りである．

① 感覚的側面

痛みの感覚的側面とは，痛みの部位，強度，持続性などといった痛みの種類を識別する身体的な痛み感覚であり，「感覚－識別」の側面とも呼ばれる．

② 情動的側面

情動とは，怒り，恐怖，喜び，悲しみなど急速に引き起こされた一次的かつ急激な感情の変化のことであり，痛みの情動的側面とは，痛みによって引き起こされる“不安”，“抑うつ”，“恐怖”などの不快感そのものということができる．また，もはや痛みは情動そのものであるとする見方もあり[4,5]，さまざまな行動意欲に影響することから「意欲－情動」の側面とも呼ばれる．

③ 認知的側面

痛みの認知的側面とは，過去に経験した痛みの記憶，注意，予測などに関連して身体にとっての痛みの意義を評価し，認識することであり，「認知－評価」の側面とも呼ばれる．つまり，痛みに対して注意を向けているか，また，予測しているかなどによって痛みの感じ方は変化する．そして，慢性疼痛患者では痛み体験を過度に消極的に捉えるといった破局的思考（catastrophizing）に陥っていることが多く[6]，これが痛みへの不安や恐怖心を増し，結果，痛みの増強につながっていることがある．

表1

急性痛と慢性疼痛

	急性痛	慢性疼痛
原　因	組織損傷	組織損傷治癒後 きっかけが不明瞭
メカニズム	侵害受容器の興奮を発端とした生理的現象	末梢・中枢神経系の感作，可塑的変化など
強　度	損傷組織に依存 損傷の程度に比例	誘因となる刺激の強度に相応しない強さ
持続期間	損傷組織の通常の治癒期間を超えない	組織の通常の治癒期間を超える（概ね3ヵ月以上）
意　義	生体の警告信号	生物学的意義はない（痛みを疾病と捉える）

「痛みの定義」でも明確に区分されているように，急性痛と慢性疼痛という異なる痛みが存在する．すなわち，両者の病態や発生メカニズムは大きく異なり，当然，治療戦略も異なる．

① 急性痛

急性痛は明らかな組織損傷がある場合がほとんどで，その治癒に必要な期間内に生じる痛みである．つまり，急性痛は生体の警告信号として重要な意義があり，もし急性痛が生じなければ生命の危険も脅かされる．そして，痛みの多面性からみると，急性痛は「感覚」的側面が色濃い痛みといえる．

② 慢性疼痛

慢性疼痛は，組織損傷が明らかに治癒しているにもかかわらず残存する痛みや，組織損傷がない状況で通常痛みとは感じない程度の軽微な刺激に対する感覚が痛みとして表現されるものをいう．臨床上は持続期間が実用的であるため，IASPから「3ヵ月以上にわたり持続または頻発する痛み」という定義が発表された[7]．発生メカニズムの詳細は未だ不明な点もあるが，末梢ならびに中枢神経系の感作，可塑的変化などが原因と考えられている．そのため，慢性疼痛の生物学的意義はなく，その存在自体が日常生活活動（ADL）や生活の質（QOL）に多大な悪影響を及ぼすことから，一つの疾病として捉える必要があると指摘されている．そして，痛みの多面性からみると，慢性疼痛は感覚的側面よりも「情動」や「認知」的側面が色濃く表出しているといえる．ただし，これらの側面のうちどの側面がより色濃く反映した痛みであるかは個人やその環境によっても異なる．

図3

痛みの分類

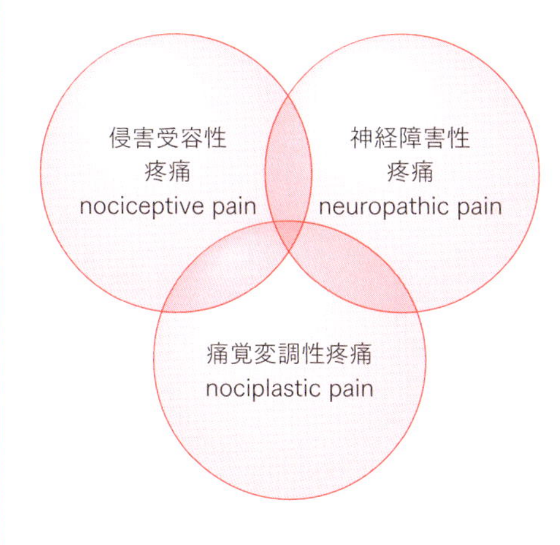

侵害受容性疼痛

組織損傷やその後の炎症によって生じるさまざまな化学物質や炎症性サイトカインなどによって，末梢の侵害受容器が刺激を受けて生じる痛み

神経障害性疼痛

体性感覚神経に変性や断裂，損傷，虚血などが生じたことで起こる痛み

痛覚変調性疼痛

侵害受容性でも神経障害性でもない，"第3の痛み"とされている．臨床使用を目的とし，診断名ではなく神経生理学的概念であり，「侵害受容の中枢感作」の同義語でもない．線維筋痛症，非特異的慢性腰痛，過敏性腸症候群，その他の"機能性"内臓痛障害などが対象となる

痛みは病態により，侵害受容性疼痛（nociceptive pain），神経障害性疼痛（neuropathic pain），痛覚変調性疼痛（nociplastic pain）の3タイプに大別される[8]．これらの痛みは，多面性のなかの感覚的側面が色濃いものから，情動・認知的側面を強く反映するものまでが含まれる．

① 侵害受容性疼痛

侵害受容性疼痛とは，組織損傷を引き起こすような機械的刺激（例：外傷）や熱刺激（例：火傷），さらには組織損傷やその後の炎症によって生じる，さまざまな化学物質や炎症性サイトカインなどによって末梢の侵害受容器が刺激を受けて生じる痛みのことである．

② 神経障害性疼痛

神経障害性疼痛とは，中枢および末梢の体性感覚神経に変性や断裂，損傷，虚血などが生じたことで起こる痛みで，脳卒中後疼痛や脊髄損傷後疼痛，幻肢痛，帯状疱疹後神経痛，糖尿病性末梢神経障害性疼痛などはその一例である．

③ 痛覚変調性疼痛

「侵害受容の変化によって生じる痛みであり，末梢の侵害受容器の活性化をひきおこす組織損傷またはそのおそれがある明白な証拠，あるいは，痛みをひきおこす体性感覚系の疾患や傷害の証拠がないにもかかわらず生じる痛み」と解説訳が付され，患者が侵害受容性疼痛と痛覚変調性疼痛を同時に示すこともありうると注記された（日本痛み関連学会連合用語委員会，代表：加藤総夫，2021）．つまり，侵害受容性でも神経障害性でもない，"第3の痛み"と位置付けられ，臨床使用を目的とした神経生理学的概念であって，診断名ではない．病態としては，（特に中枢神経系の）感作や可塑的変化の関与が考えられているが，「侵害受容の中枢感作」の同義語ではない．

図 4

痛みの概念と痛み行動

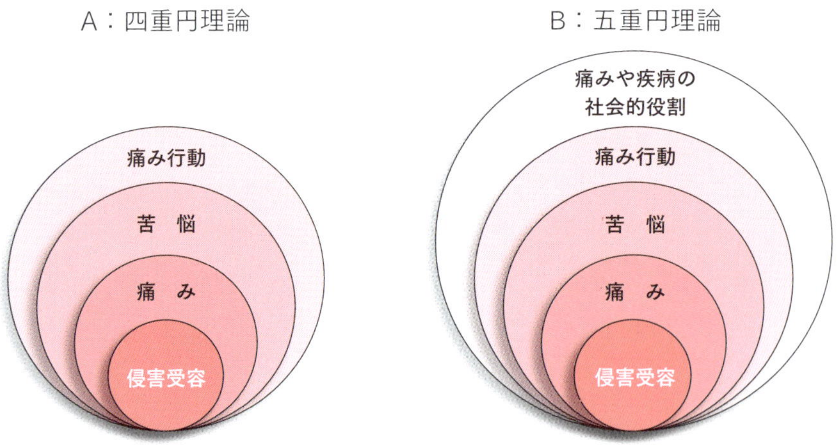

A：四重円理論

痛み行動
苦　悩
痛　み
侵害受容

B：五重円理論

痛みや疾病の
社会的役割
痛み行動
苦　悩
痛　み
侵害受容

（文献 9，10 を参照して作成）

Loeser[9]によって提唱された四重円理論に基づいて痛みの概念を整理すると，痛みは侵害刺激を神経が受容した後，中枢で知覚されるが，これは過去の経験や侵害受容時の状況など心理社会的因子をも含めた個人の痛み（感）として認知されている．そして，この痛みが個人の身体的・精神的な苦悩に発展し，これが増幅してしまった結果として最終的には「痛い」と発言したり，薬を飲むなどといった痛み行動として表出されてしまう（図 4A）．つまり，この概念に基づくと急性痛は明らかな組織損傷を伴っていることから，侵害受容による痛みの知覚そのものが痛み行動を引き起こすことになる．

一方，慢性疼痛は組織損傷が治癒あるいはないにもかかわらず存在する痛みであるため，過去の経験も含んだ心理社会的因子が影響した苦悩の要素が大きく，このことが痛み行動を引き起こしているといえる．そして，慢性疼痛患者では痛みそのものよりも，それに伴う苦悩のほうがさまざまな障害となっていることが多く，痛み行動をとり続けるなかで痛みが患者に何らかの報酬や利得をもたらすようになると，社会的役割をもつようになる（図 4B）．これが Turk ら[10]が提唱している五重円理論の概念であり，慢性疼痛患者は自覚する痛みやその原因となる侵害刺激に対して訴えることが多いが，患者にとって本質的な問題は，痛みそのものよりも痛み行動や痛みの社会的役割といえる．

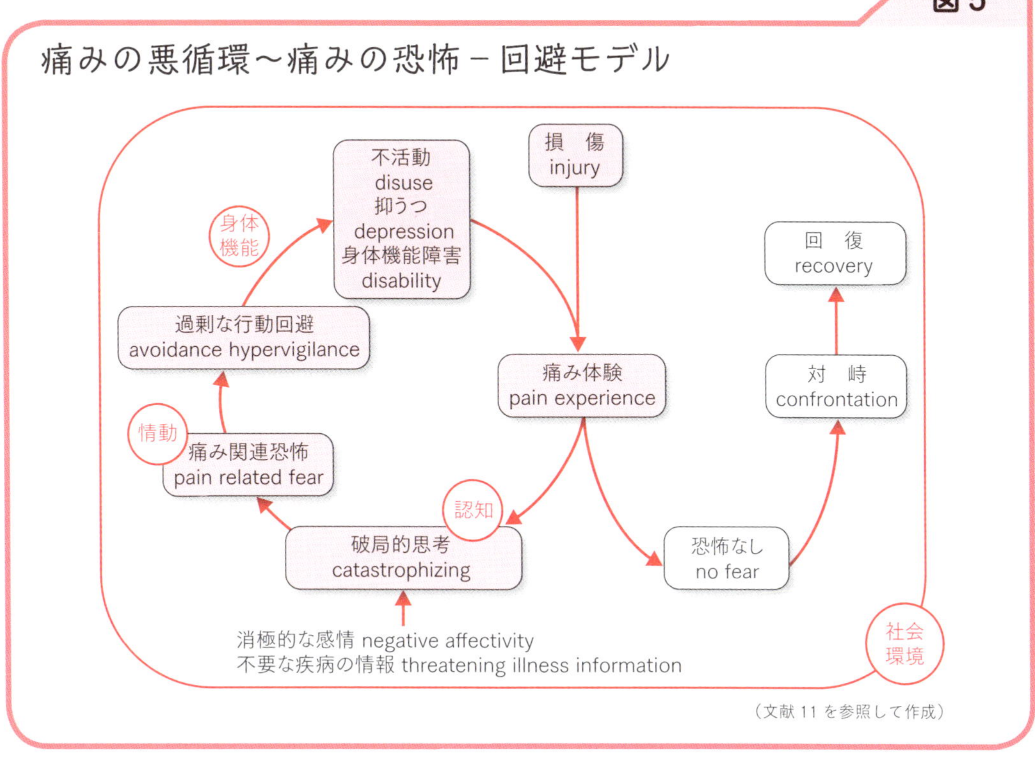

図5　痛みの悪循環～痛みの恐怖－回避モデル

（文献11を参照して作成）

通常，組織損傷などによってヒトが痛みを体験したとしても，それによる不安や恐怖を抱かなくてすむキャラクターや環境下では，その痛みに対峙し，回復へ向かうことになる．しかし，痛み体験を過度に消極的に捉えるといった認知的側面の問題である破局的思考を抱いてしまうと，痛みに対する恐怖・不安が増大し，思考だけでなく，行動までもが消極的になってしまい，情動的側面が表面化してくる．そして，その思考のもと，さまざまな行動を過剰に回避することで自ら身体活動を制限するようになり，結果，不活動状態や抑うつ状態に陥るとともに，身体機能障害も拡大し，痛みの増悪や新たな痛みの発生といった悪循環が形成されることになる．このような痛みの悪循環が，Vlaeyen ら[11]によって提唱された痛みの恐怖－回避（fear-avoidance）モデルと呼ばれるもので，慢性疼痛患者でしばしば認められることから，慢性疼痛の病態モデルとしても知られている．加えて，この痛みの悪循環は自身の存在を否定するような思考（例：職場や家族の役に立っていないなど）や自己効力感（self-efficacy）の低下によっても修飾されるといわれている[12]．

したがって，この病態モデルをふまえると，①痛み，②身体的要因（不活動や身体機能障害など），③心理的要因（破局的思考や恐怖・不安など），④社会的要因（社会的立場の喪失や生産性の低下など）といった4つの問題点が慢性疼痛のマネジメントにおけるターゲットといえよう．

COLUMN

痛みの疫学

慢性疼痛の実態——慢性疼痛はもはや国民病である

国民生活基礎調査（厚生労働省）のなかの有訴者率をみると，男女ともに腰痛や肩こり，手足の関節痛といった運動器の慢性疼痛が上位を占め，この状況は過去 10 年以上変化していない（図 1）．そして，わが国の疫学調査の結果によれば，運動器の慢性疼痛の有訴者率は人口比で 15.4%，患者数は 2,000 万人以上に及ぶと推計されている[13]．つまり，多くの国民が運動器の慢性疼痛に苦しんでいることは明白であり，もはや“国民病”になっているといっても過言ではない．

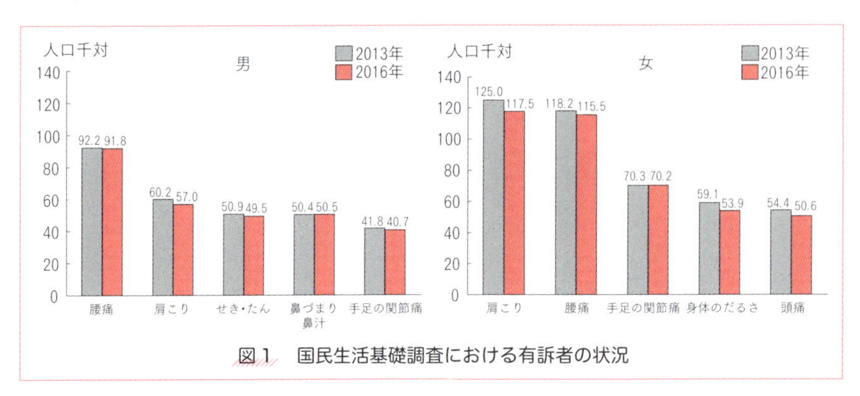

図 1　国民生活基礎調査における有訴者の状況

運動器の慢性疼痛の特徴

疫学調査の結果によれば，運動器の慢性疼痛は都市部在住の 30～50 代の壮年期に多く，職種もデスクワークを主とする専門職や事務・技術職に多いことが明らかになっている[13]．つまり，運動器の慢性疼痛の発生要因は単に筋骨格系への機械的負荷やそれらの傷害だけでなく，身体活動性の低下や心理・社会的ストレスなど，多くの要因が関与している可能性が高い．

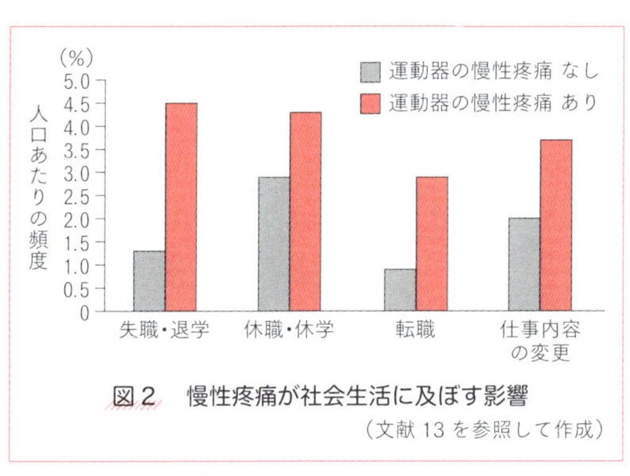

図 2　慢性疼痛が社会生活に及ぼす影響
（文献 13 を参照して作成）

慢性疼痛が ADL や QOL ならびに社会経済的に及ぼす影響

先行研究[14]の結果では，慢性疼痛によって大きな障害をきたす ADL として，屋外作業や自動車の運転，物の持ち上げ，運動などが挙がっている．また，少なからず障害となる ADL として，家事や歩行，社会活動の参加などが挙がっており，日常生活における基本的な ADL さえも障害が及んでいるといえる．

先行研究[13]では，SF-36 と呼ばれる QOL 評価（p.58 参照）を用いて，慢性疼痛が QOL に及ぼす影響が調査されているが，この結果では男女ともに SF-36 の下位尺度 8 項目すべてにおいて運動器の慢性疼痛の有訴者が非有訴者に比べて低値となっている．つまり，慢性疼痛の発生は間違いなく QOL の低下をもたらすといえる．

次に，社会への影響としてコストの問題といった経済的影響があり，医療費などの直接的コストの高騰だけでなく，欠勤や休職，失業，仕事効率の低下などに基づく間接的なコスト損失も問題となっている．わが国の調査結果では，運動器の慢性疼痛患者の約 10%は就学や就労に制限を余儀なくされており（図 2），これらに基づく間接的なコスト損失は約 3,700 億円にも及ぶと試算されている[13]．

COLUMN

さまざまな慢性疼痛（ICD-11 より）

慢性疼痛（3ヵ月以上続くあるいは再発する痛み）に関しては，2018年6月18日に世界保健機関（World Health Organization：WHO）が公表したICD-11（International Statistical Classification of Diseases and Related Health Problems-11：疾病および関連保健問題の国際統計分類の第11回改訂版）において表に示したコードと分類名が明示された[7, 15]．今後はこの分類に基づいてわが国でも慢性疼痛の病態が整理され，診断にも活用される予定である．

表　ICD-11 に明示された慢性疼痛の分類

コード	分類名
MG30	慢性疼痛（Chronic pain）
MG30.0	慢性一次性疼痛（Chronic primary pain） 例）慢性一次性広範囲疼痛，複合性局所疼痛症候群（CRPS），慢性一次性頭痛・口腔顔面痛，慢性一次性内臓痛，慢性一次性筋骨格痛　など
MG30.1 〜 MG30.6	慢性二次性疼痛（Chronic secondary pain）
MG30.1	慢性がん関連疼痛（Chronic cancer related pain） 例）慢性がん性疼痛，慢性がん治療後疼痛　など
MG30.2	慢性術後および外傷後疼痛（Chronic postsurgical and posttraumatic pain） 例）慢性外傷後疼痛，慢性術後疼痛　など
MG30.3	慢性二次性筋骨格痛（Chronic secondary musculoskeletal pain） 例）持続性炎症からの慢性二次性筋骨格痛，構造変化に関連する慢性二次性筋骨格痛，神経疾患による慢性二次性筋骨格痛　など
MG30.4	慢性二次性内臓痛（Chronic secondary visceral pain） 例）機械的要因からの慢性二次性内臓痛，血管機序からの慢性二次性内臓痛，持続性炎症からの慢性二次性内臓痛　など
MG30.5	慢性神経障害性疼痛（Chronic neuropathic pain） 例）中枢性慢性神経障害性疼痛，末梢性慢性神経障害性疼痛，三叉神経痛　など
MG30.6	慢性二次性頭痛または口腔顔面痛（Chronic secondary headache and/or orofacial pain） 例）慢性二次性口腔顔面痛，慢性歯痛，慢性神経障害性口腔顔面痛，慢性二次性顎関節症に関連した頭痛または口腔顔面痛　など
MG30.Y	その他の特異性のある慢性疼痛（Other chronic pain）
MG30.Z	慢性疼痛（分類不能）（Chronic pain，unspecified）

（文献15を参照して作成）

2 痛みの神経生理学

図 1

痛みの伝達経路の概要

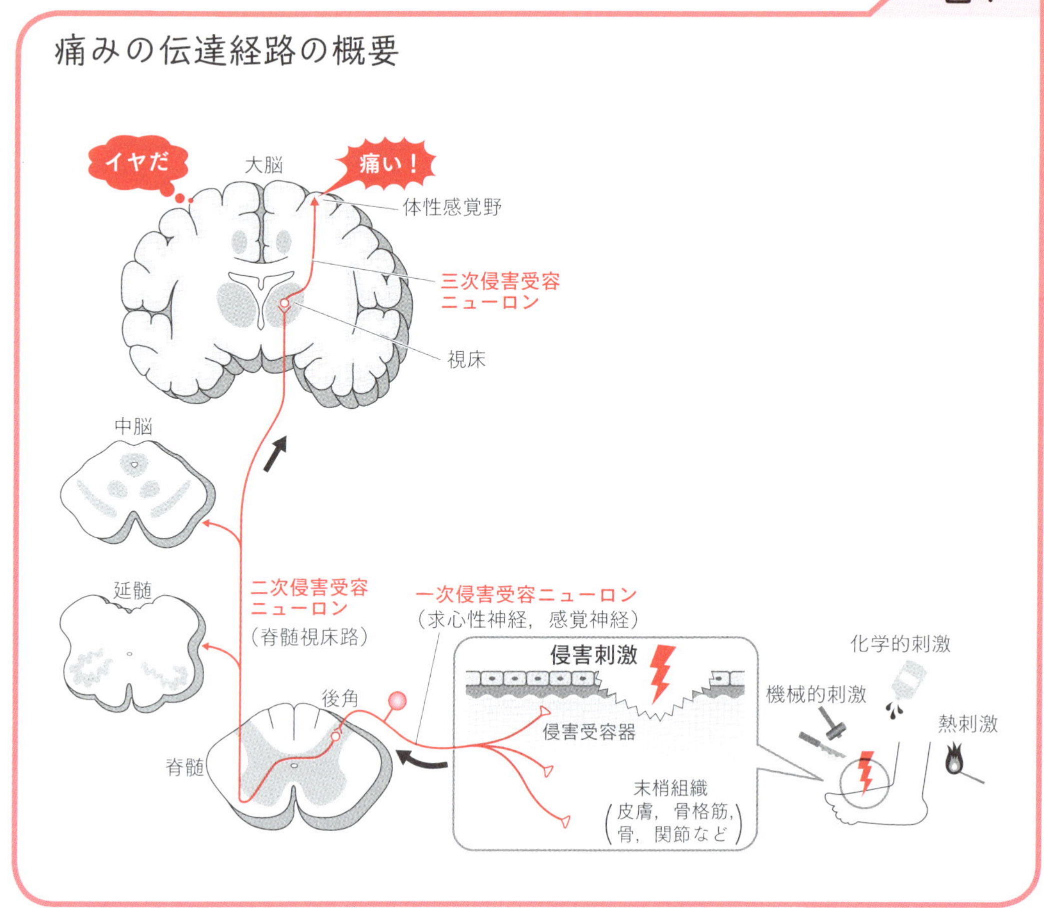

末梢組織に加わった侵害刺激は，末梢神経である一次侵害受容ニューロン（求心性神経，感覚神経）の末端に存在する侵害受容器で感知され，一次侵害受容ニューロンを上行し，脊髄の背側部にあたる脊髄後角に伝導される．そして，脊髄後角において一次侵害受容ニューロンとシナプスを介している二次侵害受容ニューロンに伝達され，これが上行し，視床まで伝導される．なお，この脊髄後角から視床に至る経路が脊髄視床路と呼ばれる（p.16 図 6 参照）．さらに，視床において二次侵害受容ニューロンとシナプスを介している三次侵害受容ニューロンに伝達され，大脳皮質の体性感覚野に伝導されると「痛み」として知覚される．

一方，このような侵害刺激情報は感覚的側面に関与する大脳皮質の体性感覚野だけでなく，情動・認知的側面に関与する島や前帯状回などの大脳辺縁系にも伝達される．つまり，脳内のさまざまな領域は侵害刺激情報の処理にかかわる広範な神経ネットワークが構築されており[3]，このことは痛みの多面性の存在を裏づける解剖学的根拠である（p.18 図 7 参照）．

図 2

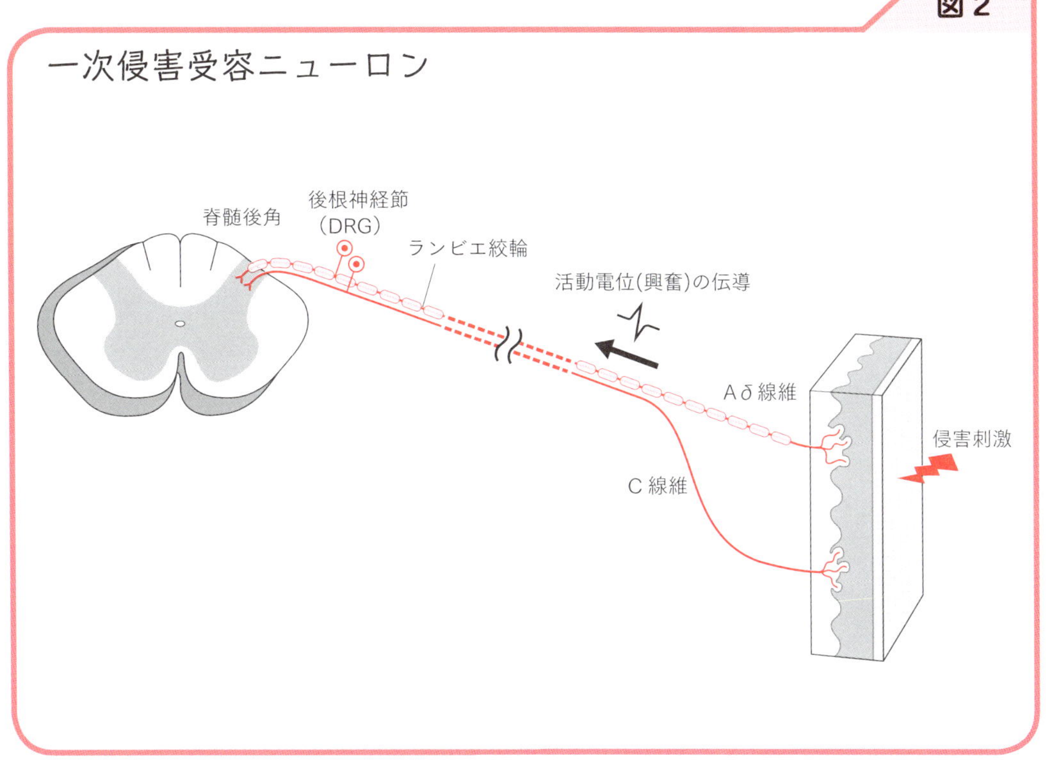

一次侵害受容ニューロンとは，一般に求心性神経（感覚神経）と呼ばれる末梢神経のことである．求心性神経は神経細胞体が後根神経節（dorsal root ganglion：DRG）に位置し，そこから末梢組織に長い軸索が，脊髄後角に短い軸索が伸びている解剖学的特徴がある．末梢組織に加わった侵害刺激は一次侵害受容ニューロンの末梢側末端で感知し，電気信号に変換され，活動電位（興奮）が発生し，これが脊髄後角まで伝導される．そして，一次侵害受容ニューロンにはAδ線維とC線維の2種類がある．

① Aδ線維

Aδ線維の軸索は，シュワン細胞が何重にも取り巻いた髄鞘（ミエリン）をもつ有髄神経となっており，その直径は5 μm以下である．1つの髄鞘の幅は1〜2 mmで，髄鞘と髄鞘の間にはランビエ絞輪という約1 μmの間隙が存在する．そのため，活動電位（興奮）の跳躍伝導が生じ伝導速度も5〜15 m/sと速い．このように，伝導速度が速いAδ線維には侵害刺激情報を瞬時に脊髄後角へ伝える役割があり，組織損傷直後にみられる鋭い痛み，すなわち一次痛（first pain）に関与している．

② C線維

C線維は無髄神経であり，髄鞘やランビエ絞輪はもたない．その直径は1.5 μm以下で，伝導速度も0.2〜2 m/secと遅い．このように，伝導速度が遅いC線維には，侵害刺激情報を数秒以上かけて脊髄後角へ伝える役割があり，組織損傷後に少し遅れてみられる鈍い痛み，すなわち二次痛（second pain）に関与している．

図 3

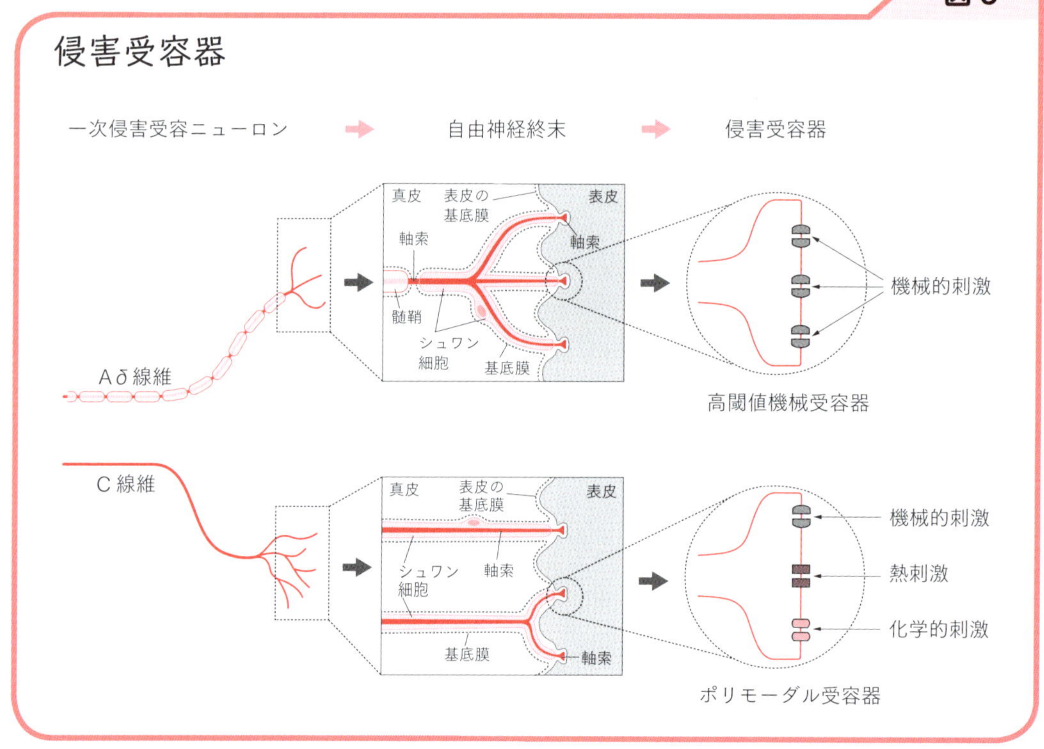

Aδ線維とC線維の末梢側終末部は特別な構造をもたず，軸索がむき出しの状態となっている．また，軸索を自由に走らせ，いくつにも枝分かれしており，このような形態を呈した神経終末は自由神経終末と呼ばれている．そして，この自由神経終末が侵害受容器として機能しており，侵害受容器には高閾値機械受容器（high threshold mechanoreceptor）とポリモーダル受容器（polymodal receptor）の2種類がある．

① 高閾値機械受容器

高閾値機械受容器は侵害性の機械的刺激によって反応するが，弱い機械的刺激では反応しない特徴がある[16]．つまり，高閾値機械受容器には侵害性の機械的刺激のみに応答する受容体が存在している（コラム参照）．

② ポリモーダル受容器

ポリモーダル受容器は，機械的刺激，熱刺激，化学的刺激のいずれにも反応し，さらに非侵害刺激から侵害刺激に至るまでの幅広い刺激応答性を示し，刺激強度に伴って興奮性を増す特徴がある[16]．つまり，ポリモーダル受容器は多様（poly）な様式（modal）の刺激に反応できる特徴があり，これは，機械的刺激，熱刺激，化学的刺激に応答するさまざまな受容体が数多く存在しているからである（コラム参照）．

COLUMN

侵害受容に関与するさまざまな受容体

侵害受容に関与する代表的な受容体の概要を整理したものである．なお，ポリモーダル受容器には表に示す多くの受容体が存在するため，さまざまな刺激に反応する特徴がある．

受容する刺激	受容体名	特徴など
高閾値機械刺激	ストレッチ作動性イオンチャネル	分子構造は，未だ同定されていない
熱刺激	TRPV1 受容体	43℃以上の熱のみならず，トウガラシの主成分であるカプサイシンや酸（H^+）によっても活性化する．また，ブラジキニンやATPなど，ほかの化学物質の作用により閾値温度が30℃まで低下する特徴があり，炎症下では体温自体がTRPV1受容体を活性化させ，これが痛みの増強にかかわっている
	TRPV2 受容体	52℃以上の熱のみならず，インスリン様成長因子によっても活性化する
	TRPV3 受容体	33℃以上の熱のみならず，防虫剤や防臭剤に使われている樟脳によっても活性化する．また，温度の繰り返し刺激によって活性化温度閾値が低下することから，現在，痛みとの関連も検討されている
	TRPV4 受容体	27～35℃の温度域で活性化するほか，低浸透圧状態でも活性化する
冷刺激	TRPM8 受容体	25℃以下の冷刺激で活性化するほか，涼感作用のあるメントールやイシリンによっても活性化することから，冷湿布や冷却スプレーなどの刺激に応答していると考えられる
	TRPA1 受容体	17℃以下の冷刺激のみならず，ワサビやマスタード，シナモン，ニンニクなどの主成分によっても活性化する．また，TRPA1受容体はTRPV1受容体と共発現することが知られている
化学物質*	AMPA・NMDA 受容体	グルタミン酸が結合する受容体である
	NK_1 受容体	サブスタンスPが結合する受容体である
	CGRP 受容体	CGRPが結合する受容体である
	B_2 受容体	ブラジキニンが結合する受容体である
	IP・EP 受容体	プロスタグランジン I_2・E_2（PGI_2・PGE_2）が結合する受容体である
	酸感受性イオンチャネル（ASIC受容体：acid sensing ion channel）	酸（H^+）が結合する受容体で，ASIC3受容体は，狭心症発作時の痛みを引き起こす可能性があるといわれている
	P2X・P2Y 受容体	ATPが結合する受容体で，P2X受容体はイオンチャネル型，P2Y受容体はGタンパク共役型である
	Trk（tyrosine kinase receptor）A 受容体	神経成長因子（nerve growth factor：NGF）が結合する受容体で，先天性無痛無汗症患者ではTrk A遺伝子に変異があるといわれている

*代表的な受容体のみを記載しており，その他にも多くの受容体が存在する．

（文献17より引用改変）

Chap. 1

図 4

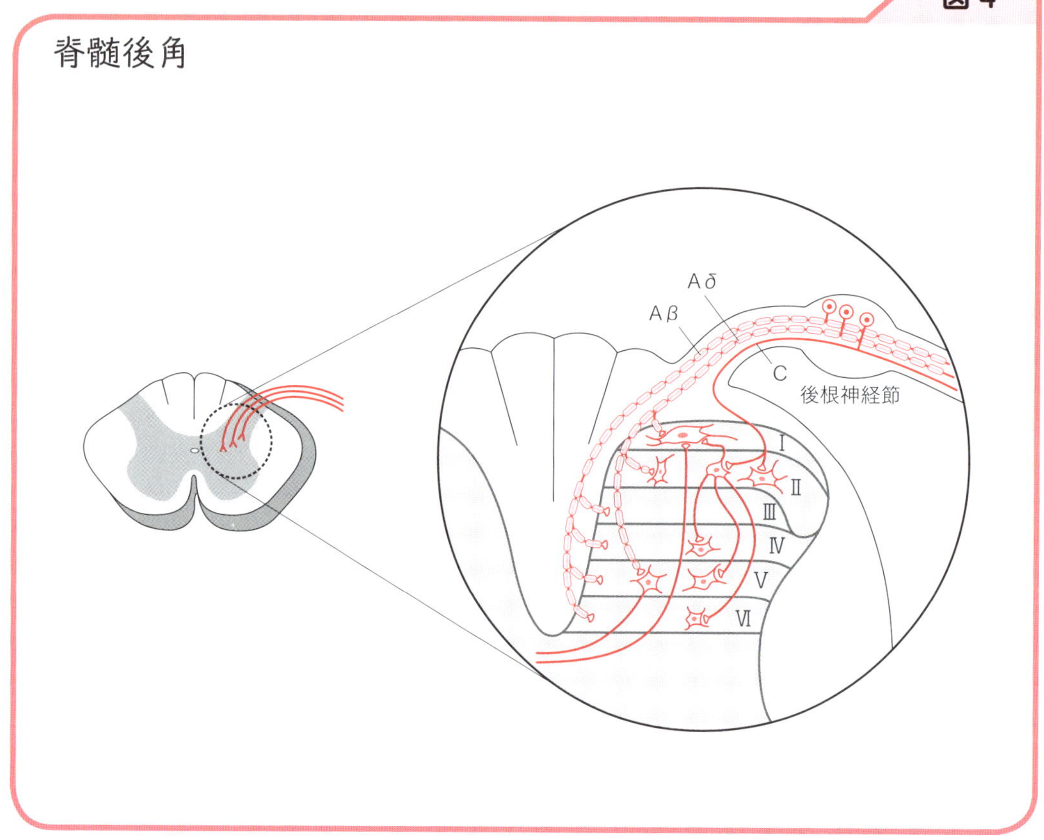

一次侵害受容ニューロンであるAδ線維とC線維は侵害刺激の情報を脊髄後角まで伝導し，ここで二次侵害受容ニューロンとシナプスを介して連結する．一次侵害受容ニューロンと二次侵害受容ニューロン間の情報伝達は神経伝達物質を介して行われており，Aδ線維からはグルタミン酸（glutamic acid, glutamate：Glu）が，C線維からはサブスタンスP（substance P：SP）とカルシトニン遺伝子関連ペプチド（calcitonin gene-related peptide：CGRP）が分泌され，二次侵害受容ニューロンに存在するそれぞれの受容体を介して情報伝達が行われる．なお，Gluの受容体はAMPA受容体（α-amino-3-hydroxy-5-methylisoxazole-4-propionic acid receptor）とNMDA受容体（N-methyl-D-aspartate receptor）の2種類があり，SPの受容体はNK1受容体，CGRPの受容体はCGRP受容体である．

脊髄の灰白質は背側表層から順にⅠ～Ⅹ層に分類され（Rexedの分類），Ⅰ～Ⅵ層が脊髄後角にあたる．そして，Aδ線維とC線維とでは，脊髄後角でのシナプスの層が異なっており，具体的には，Aδ線維のほとんどはⅠ，Ⅴ層に入力し，直接的に二次侵害受容ニューロンと連結するが，一部Ⅱ層に入力するものもある．一方，C線維はⅡ層に入力し，直接的に二次侵害受容ニューロンと連結するほか，介在ニューロンを介してⅠ，Ⅳ，Ⅴ，Ⅵ層の二次侵害受容ニューロンと連結する[18]．

図5

二次侵害受容ニューロン

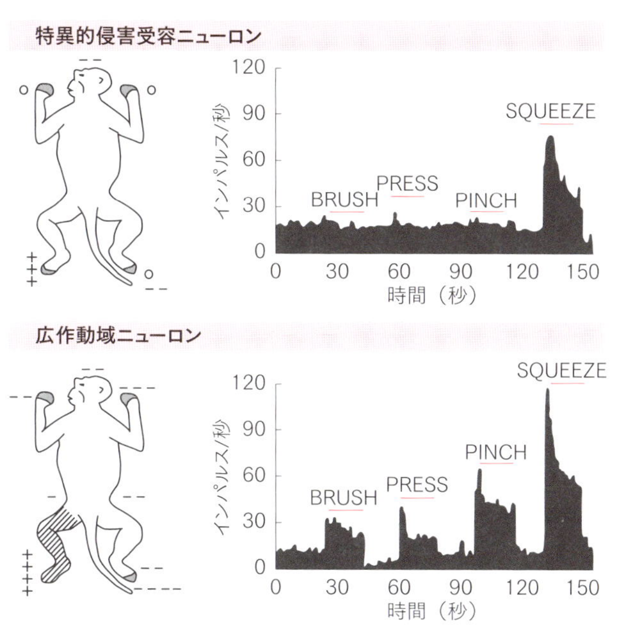

BRUSH：ブラシでこする（触刺激），PRESS：押す（圧刺激），PINCH：つまむ，SQUEEZE：つねる，圧搾する

（文献19を参照して作成）

二次侵害受容ニューロンには，特異的侵害受容（nociceptive specific：NS）ニューロンと広作動域（wide dynamic range：WDR）ニューロンの２種類があり，以下のような特徴がある[19]．

① 特異的侵害受容（NS）ニューロン

NSニューロンは侵害性の機械的刺激のみに応答する特徴がある．そして，Aδ線維は脊髄後角のⅠ，Ⅱ，Ⅴ層において，NSニューロンとシナプスを介して連結しており，侵害刺激の情報が視床まで伝導される．つまり，NSニューロンは痛みの局在を識別するニューロンとして機能していると考えられている[20]．

② 広作動域（WDR）ニューロン

WDRニューロンは非侵害刺激から侵害刺激に至るまでの幅広い刺激強度に応答し，刺激強度に伴って興奮性を増す特徴がある．そして，C線維は脊髄後角のⅠ，Ⅱ，Ⅳ，Ⅴ，Ⅵ層において，NSニューロンならびにWDRニューロンとシナプスを介して連結しており，刺激情報が視床まで伝導される．つまり，WDRニューロンは痛みの強度を識別するニューロンとして機能していると考えられている[20]．また，WDRニューロンは繰り返し刺激によって感受性を増す特徴があり，炎症時などの痛みの増強メカニズムに関与しているといわれている[20]．

図6

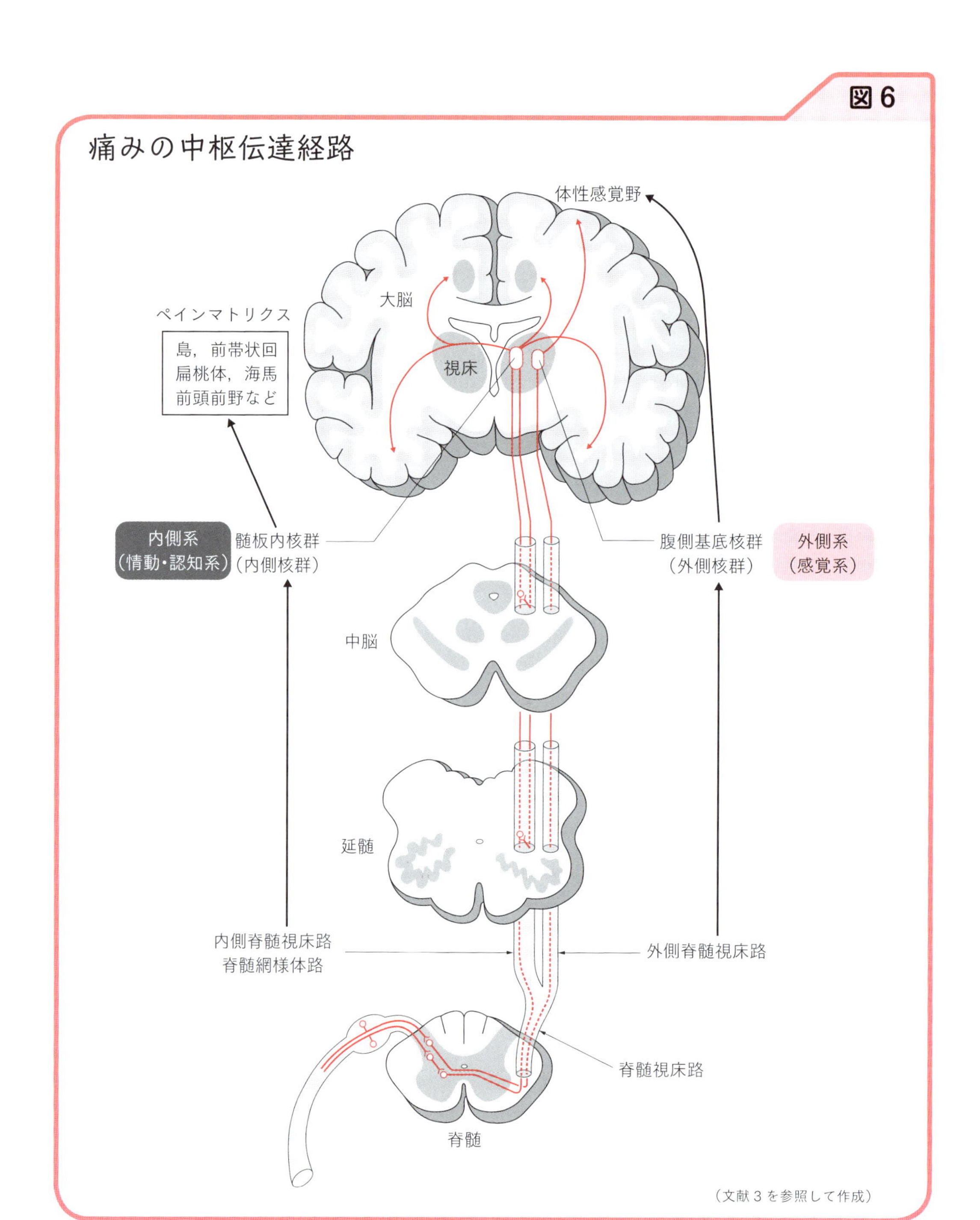

二次侵害受容ニューロンは，起始している髄節の1〜3分節高位で対側に交叉し，脊髄の前・側索を上行，視床で三次侵害受容ニューロンとシナプスを介して連結している．そして，最終的には三次侵害受容ニューロンによって，大脳皮質の体性感覚野などに侵害刺激情報が伝導される．つまり，この経路が痛みの中枢伝達経路であり，これには外側系と内側系の2種類がある[3]．

① 外側系：外側脊髄視床路

外側系とは，脊髄後角のⅠ・Ⅴ層からの二次侵害受容ニューロンが視床の外側核群に至り（外側脊髄視床路），三次侵害受容ニューロンによって大脳皮質の体性感覚野に至る経路のことをいう．この経路は主にAδ線維からの一次痛の伝達経路で，痛みの局在や強度の知覚・識別といった痛みの感覚的側面にかかわっている．

② 内側系：内側脊髄視床路，脊髄網様体路

内側系とは，脊髄後角のⅦ～Ⅷ層からの二次侵害受容ニューロンが視床に至るまでに延髄や脳幹でシナプスを形成しながら内側脊髄視床路や脊髄網様体路となり，視床の内側核群で三次侵害受容ニューロンに連結し，大脳の島皮質，前帯状回，前頭前野，扁桃体，海馬などに至るとともに，視床下部にも投射する経路のことをいう．この経路は主にC線維からの二次痛の伝達経路であり，しかも上記の脳領域は情動や認知に深くかかわっていることから，身体にとっての痛みの意味ならびに痛みの情動的側面や認知的側面にかかわる情報を伝達する経路と考えられている．また，この経路は自律神経系の中枢である視床下部にも投射することから，痛み発生時には血圧上昇や頻脈，冷汗，顔面蒼白などといった自律神経症状がみられることがある．

図 7

痛みに関連する脳領域（ペインマトリクス）

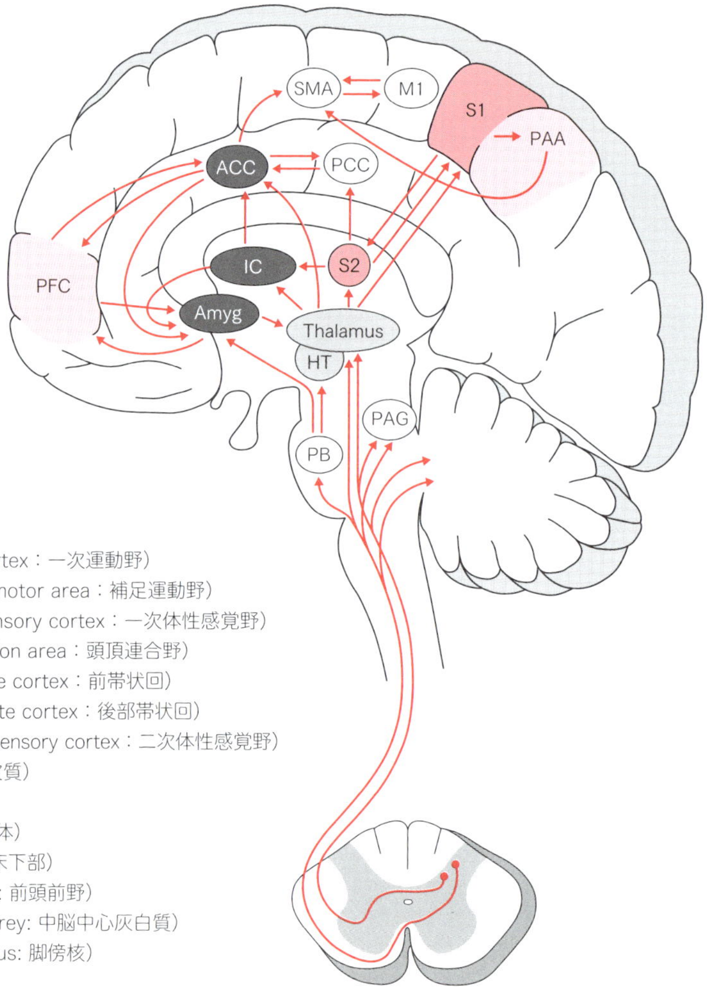

M1（primary motor cortex：一次運動野）
SMA（supplementary motor area：補足運動野）
S1（primary somatosensory cortex：一次体性感覚野）
PAA（parietal association area：頭頂連合野）
ACC（anterior cingulate cortex：前帯状回）
PCC（posterior cingulate cortex：後部帯状回）
S2（secondary somatosensory cortex：二次体性感覚野）
IC（insular cortex：島皮質）
Thalamus（視床）
Amyg（amygdala: 扁桃体）
HT（hypothalamus: 視床下部）
PFC（prefrontal cortex: 前頭前野）
PAG（periaqueductal grey: 中脳中心灰白質）
PB（parabrachial nucleus: 脚傍核）

（文献 21 を参照して作成）

脳科学研究の成果によって，痛みの感覚・情動・認知といったそれぞれの側面に関連する脳領域（ペインマトリクス）が整理されている[21, 22]．

① 痛みの感覚的側面に関与する脳領域

一次体性感覚野（S1）

S1 には感覚野の体部位再現（感覚ホムンクルス）があり，この脳領域は痛みの部位の同定に関与している．そして，S1 は侵害刺激の強度依存的に活性化する特徴がある．

二次体性感覚野（S2）

S2 は S1 より深部に局在があり，この脳領域は片側の身体に感覚刺激を与えても両側の脳半球が活性化するバイラテラルニューロンが多い．S2 は S1 より遅れて応答することから，刺激の性質識別に関与すると考えられている．また，S2の活動は予期や注意といった高次脳機能が関与するとともに，注意・学習・記憶といった認知的プロセスも影響する．つまり，S2は痛みの感受性の変化に関連する脳領域と考えられる．

② 痛みの情動的側面に関与する脳領域

扁桃体（Amyg）

Amygは怒り，悲しみ，嫌悪，驚き，恐怖，幸福といった情動喚起のプロセスに関与する脳領域である．Amygは痛みと不快情動を結びつける働きをしており，Amygが活性化し，不快情動が高まると痛みも増強する．

島皮質（IC）

ICは痛みに対する嫌悪感を発生させるとともに，不快といった否定的感情にも関与する脳領域である．ICは不快なものを味わったり，嗅いだり，聞いたり，見たり，触ったりといったように，感覚モダリティに関係なく活性化する．また，痛みに対して注意を強く向けると活性化する特徴がある．

前帯状回（ACC）

ACCは痛みに伴う情動の喚起，痛みに対する反応の選択，痛み刺激の予知と回避についての学習に関与する脳領域である．加えて，ACCは内外の刺激に対して社会的な状況にも応じて自己の情動バランスの査定を行っており，個人の情動やそのときの環境によって痛みの感受性が変化するのは，ACCが影響しているといわれている．

③ 痛みの認知的側面に関与する脳領域

頭頂連合野（PAA）

PAAは侵害刺激に対する生理的な痛みではなく，自覚的な痛みの認識に関与する脳領域である．そして，S1も含め痛みの記憶にかかわっており，痛み経験が身体図式化される脳領域でもある．あわせて，侵害刺激と対応した身体の位置関係の認知や痛みに対する注意にも関与している．

前頭前野（PFC）

PFCは外側部，内側部，眼窩野に区分でき，これらの機能は異なることが知られている．具体的には，外側部は認知プロセスである注意機能やワーキングメモリ機能に関与する脳領域で，この部位が活性化すると痛みに対して注意が向けられてしまう．一方，内側部と眼窩野は情動の制御に関与する脳領域で，この部位の活性化が低下したり萎縮してしまうと情動の制御が困難となる．また，内側部はACCやAmygから情動的な入力を受けるが，それらの情報が過多となると内側部での制御・抑制が困難になる．さらに，外側部と内側部は拮抗した機能を有しており，外側部が著しく活性化すると内側部の活性化が抑制され，結果として情動の制御が困難になる．

図8

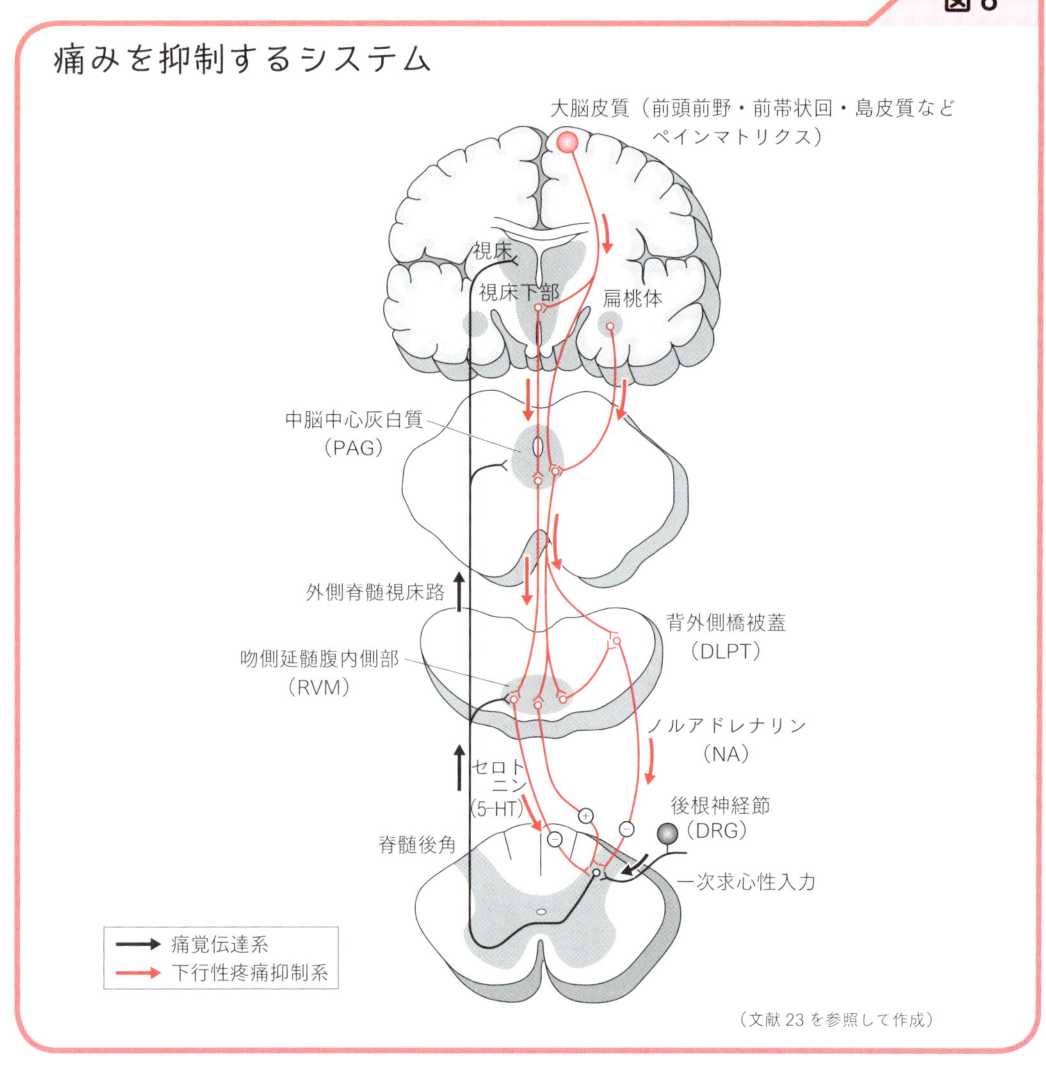

（文献23を参照して作成）

生体には神経系を介して痛みを抑制するなど，その調節のためのシステムが備わっている．代表的なものとしては，下行性疼痛抑制系や内因性オピオイド系，脊髄内抑制系が知られている．また，最近は広汎性侵害抑制調節や内因性カンナビノイド系なども注目されており，特にリハビリテーションによる疼痛軽減効果のメカニズムに関与している可能性が示唆されている．

① 下行性疼痛抑制系

下行性疼痛抑制系の中心的役割を果たしている部位は中脳中心灰白質（periaqueductal gray：PAG）であり，PAGは前帯状回や島皮質，扁桃体などのペインマトリクスに含まれる脳領域や視床下部などから下行性の入力を受ける．つまり，これら上位脳の興奮はPAGに伝わり，橋の背外側被蓋（dorsolateral pontine tegmentum：DLPT）や延髄の吻側延髄腹内側部

(rostral ventromedial medulla：RVM）を介して，脊髄後角に投射し，痛みの調節にかかわっている[23]．なお，PAGから脊髄後角への直接の投射はない．

PAG-DLPT系においては，ノルアドレナリン（noradrenaline：NA）作動性の投射が脊髄後角に至り，病態時の痛みの抑制に働いている[23]．一方，PAG-RVM系においては，セロトニン（5-hydroxytryptamine：5-HT）作動性の投射が脊髄後角に至り，この系もこれまでは痛みの抑制に働くと考えられてきた[23]．しかし，病態時においては痛みの増強に関与する実験結果が示され，慢性疼痛患者における脳の機能異常の一因ではないかと考えられている[24]．

② 内因性オピオイド系

オピオイドとは，中枢神経や末梢神経に存在する特異的受容体（オピオイド受容体）への結合を介してモルヒネに類似した鎮痛作用を発揮する物質の総称である．そして，脳内にはβエンドルフィンやMetエンケファリン，Leuエンケファリン，ダイノルフィンなどといった内因性オピオイドが存在することが知られており，μ受容体，δ受容体，κ受容体と呼ばれるオピオイド受容体と特異的に結合すると，痛みの中枢伝達経路におけるニューロン活動が抑えられ，鎮痛作用を発揮する[3]．

③ 脊髄内抑制系

脊髄内には痛みの伝達に抑制的に働く介在ニューロンが存在し，一次侵害受容ニューロン（主にAδ線維）の活動が著しい場合や持続してみられる場合などの病態時においては，抑制性の介在ニューロンが活性化し，γアミノ酪酸（gamma-aminobutyric acid：GABA）やグリシンなど，抑制性の伝達物質が分泌される．そして，一次侵害受容ニューロンの脊髄側末端や脊髄後角の二次侵害受容ニューロンに存在するそれぞれの受容体と結合すると，二次侵害受容ニューロンの興奮が抑えられ，結果的に痛みの情報伝達が抑制される[25]．

④ 広汎性侵害抑制調節

動物実験では侵害刺激の入力によってほかの領域のWDRニューロン（二次侵害受容ニューロン）の興奮性が広汎に抑制されるという現象が確かめられている[26]．つまり，広汎性侵害抑制調節（diffuse noxious inhibitory controls：DNIC）とは，別の部位に加えた侵害刺激によって，本来の痛みが抑制されるという疼痛制御理論である[3]．そして，そのメカニズムには内因性オピオイド系や延髄の背側網様核からの下行性の抑制性ニューロンなどの関与が考えられているが[3]，詳細は不明である．

⑤ 内因性カンナビノイド系

大麻を含む生理活性物質を総称してカンナビノイドと呼ぶが，生体内でも内因性カンナビノイド（endocannabinoid：eCB）が生成されることが知られており，これは鎮痛作用を有している．eCBにはアナンダミド（anandamide）と2-アラキドノイルグリセロール（2-arachidonoylglycerol：2-AG）があり，その受容体の一つであるCB1は，一次侵害受容ニューロンの脊髄後角の入力先であるⅠ・Ⅱ層ならびにⅤ層で強く発現することが確かめられている．そして，eCBがCB1と結合するとシナプス前抑制として働き，神経伝達物質の放出が抑制され，結果，二次侵害受容ニューロンへの痛みの情報伝達が抑制される[27]．実際，CB1作動薬を脊髄に投与すると，生理的な痛みのみならず，神経障害やがん，炎症に起因した病態時の痛みが軽減することが確かめられており，新たな痛み治療薬としても注目されている[27]．加えて，運動によって内因性カンナビノイドが発現するとした研究結果も報告されており[28, 29]，運動による疼痛抑制（exercise-induced hypoalgesia：EIH）のメカニズムにも関与している可能性がある（p.79参照）．

COLUMN

ゲートコントロール理論

ゲートコントロール（gate control）理論とは，1965年にMelzakとWallによって提唱された疼痛制御理論であり[30]，これまでリハビリテーション領域では，経皮的末梢神経電気刺激（TENS）などの鎮痛メカニズムとして多くの書物で紹介されてきた．具体的には，脊髄後角には痛み伝達のための制御用のゲート（門）として機能する膠様質（SG）細胞とAδ線維やC線維といった一次侵害受容ニューロンの興奮を伝える伝達（T）細胞が存在するとされ，T細胞の活動はSG細胞によって制御されると考えられていた．つまり，Aδ線維やC線維から侵害刺激が伝わると，SG細胞の活動が抑制され（ゲートが閉じ），T細胞に対するシナプス前抑制が機能せず，結果として脳へ情報が伝わり痛みを感じる．一方，Aβ線維を介した触刺激が伝わると，SG細胞の活動が活性化し（ゲートが開き），T細胞に対するシナプス前抑制によって痛みの情報の伝達が抑制されるという理論である．また，このゲートには上位中枢からの制御も関与していると考えられている．

しかし，その後，SG細胞の機能について誤りが指摘され，今日ゲートコントロール理論の科学的価値は低いとされている．ただし，中枢神経（脊髄）における痛みの制御に注目した点は，その後の痛み研究や痛み治療の発展に大きく貢献したことは間違いない．

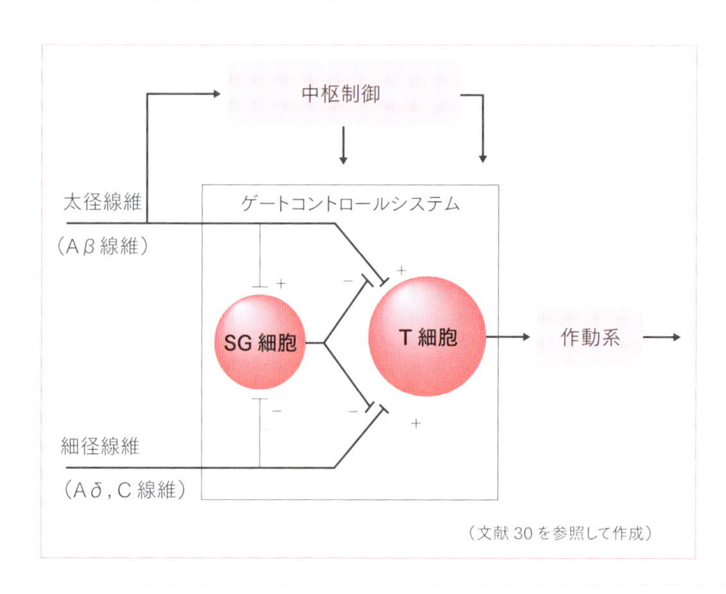

（文献30を参照して作成）

3 痛みの発生メカニズム

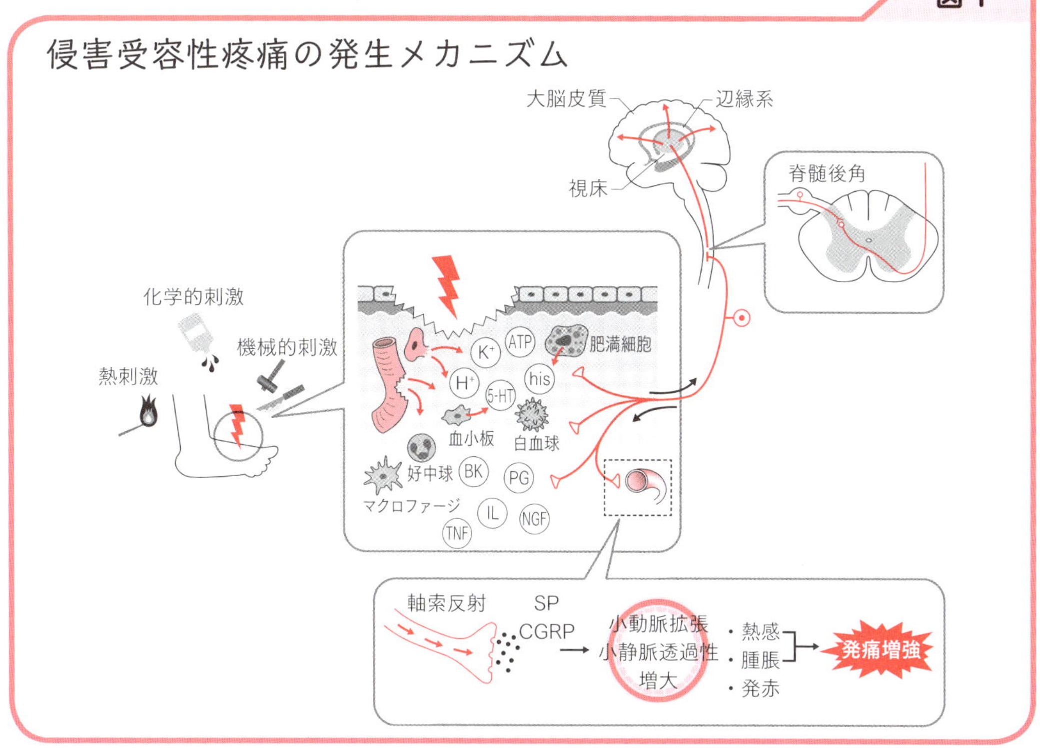

組織損傷の際は，それを引き起こすような機械的刺激（例：外傷）や熱刺激（例：火傷）などによって一次侵害受容ニューロンの自由神経終末の侵害受容器が興奮し，“刺すような鋭い痛み”が生じる．この痛みが一次痛と呼ばれるもので，損傷部位を知らせる警告信号としての意義がある．そして，その数十秒後には炎症に起因した化学物質由来の“鈍くうずくような痛み”が生じ始め，これが持続する．この痛みには以下に述べるさまざまな化学物質が関与している[31, 32]．

具体的には，損傷を受けた組織（細胞）からカリウムイオン（K^+）や水素イオン（H^+），アデノシン三リン酸（adenosine triphosphate：ATP）などが漏出し，血小板からはセロトニン（5-hydroxytryptamine：5-HT），肥満細胞からはヒスタミン（histamine：his）が放出され，これらの化学物質が侵害受容器，特にポリモーダル受容器を刺激することで痛みが生じる．また，血液凝固が生じると高分子キニノーゲンからブラジキニン（bradykinin：BK）が産出され，これもポリモーダル受容器を刺激し，痛みとなる．そして，BKの産出によりアラキドン酸の遊離が生じ，アラキドン酸カスケードが活性化され，プロスタグランジン（prostaglandin：PG）が合成される．PGは単独では発痛作用はないが，BKの存在下ではその発痛作用を増強する効果がある．なお，5-HTやhis，BK，PGなどは炎症メディエーターとも呼ばれ，小動脈拡張や小静脈透過性亢進といった作用があることも知られており，損傷部の炎症反応の拡大にも関与している．

図 2

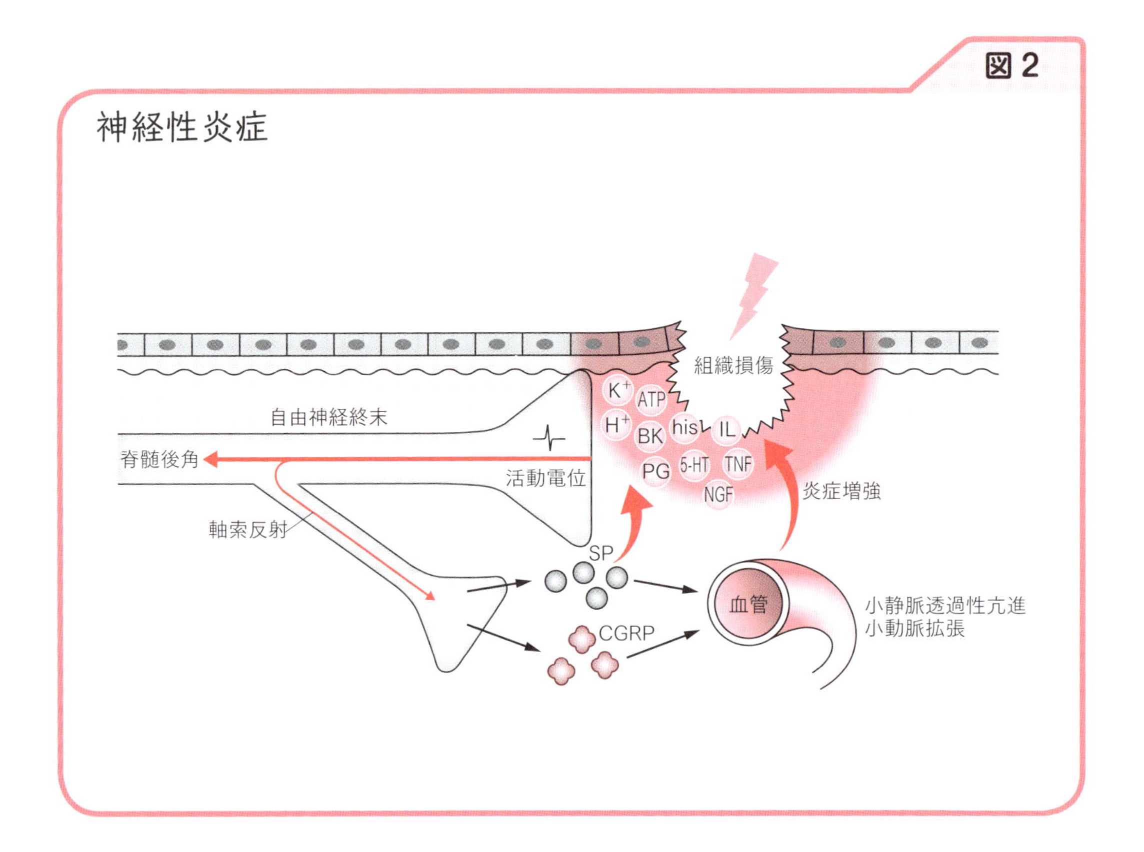

次に，組織が損傷を受けてから数十分程度経過すると，好中球やマクロファージ，リンパ球などといった白血球に属する細胞が炎症の主役を演じるようになる．なかでもマクロファージは BK などに反応し，インターロイキン（interleukin：IL）や腫瘍壊死因子（tumor necrosis factor−α：TNF−α）を主体とした炎症性サイトカインを放出し，これらもポリモーダル受容器を刺激し，痛みの発生・増強につながる[32]．

前述したように，一次侵害受容ニューロンの自由神経終末に侵害刺激が加わると活動電位が発生して脊髄後角へ伝導されるが，一部の活動電位は自由神経終末の分岐点で折り返し，末梢方向へ戻ってくる．この現象を軸索反射という．軸索反射が生じると，自由神経終末の末端からサブスタンス P（SP）やカルシトニン遺伝子関連ペプチド（CGRP）といった神経ペプチドが放出され，これらがポリモーダル受容器を刺激するため痛みが損傷部周囲に広がる．また，CGRP には小動脈拡張作用が，SP には小静脈透過性亢進作用があり，これらの影響で損傷部周囲にも炎症反応が拡大する．つまり，軸索反射による炎症は神経の作用のみで生じており，このような炎症を神経性炎症といい，痛覚過敏の原因となる[25]．加えて，希少ではあるが一次侵害受容ニューロンのなかには軸索の途中で枝分かれし，離れた 2ヵ所へ自由神経終末を配置するいわゆる二分軸索ニューロンも存在する．二分軸索ニューロンに侵害刺激が入力されると，軸索反射によって損傷部と離れた部位に神経性炎症が惹起され，痛みをはじめとした炎症反応が発生することがある[33]．

図 3

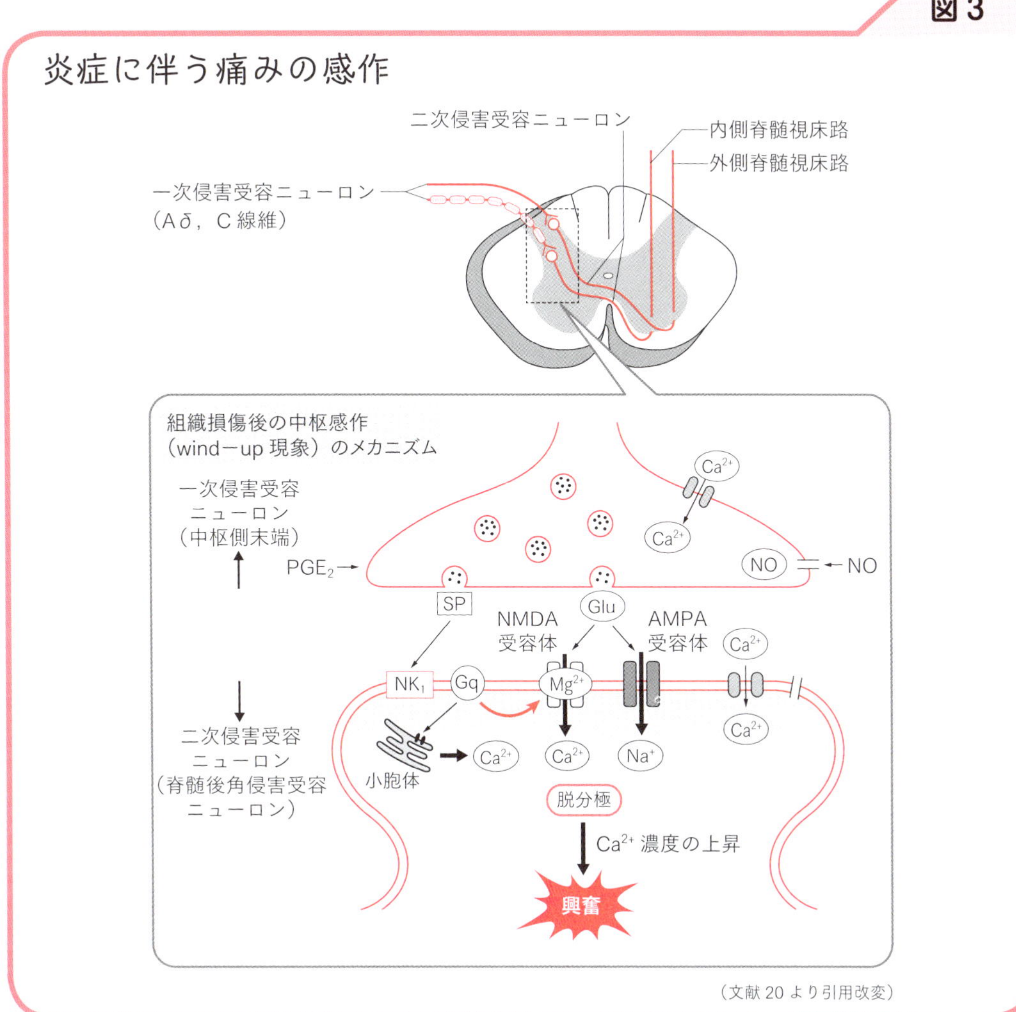

（文献 20 より引用改変）

痛みの感作（sensitization）とは，同じ刺激に対する痛みの反応性が増強した現象であり，これには末梢感作（peripheral sensitization）と中枢感作（central sensitization）がある．

① 末梢感作

前述のように，組織が損傷し炎症が発生すると，その損傷部周囲には BK や ATP などといった化学物質が漏出している．そして，これらの化学物質の存在下では，通常 43 ℃以上の熱刺激に対して活性化する熱刺激受容体である TRPV1（transient receptor potential vanilloid 1）受容体（p.13 コラム参照）の閾値温度が下がり，36 ℃程度の体温付近の温度域でも痛みを感じるようになるという[34, 35]．つまり，炎症に伴う痛みの末梢感作にはこのメカニズムが一部関与している．

② 中枢感作

wind－up 現象

一次侵害受容ニューロンである Aδ 線維の脊髄内終末からはグルタミン酸（Glu）

が，C 線維のそれからは SP と CGRP が分泌され，二次侵害受容ニューロンの細胞膜上に存在するそれぞれの受容体に作用することで，侵害刺激情報が伝達される．Glu の受容体には AMPA 受容体と NMDA 受容体の 2 種類があるが，通常は AMPA 受容体のみと作用し，NMDA 受容体は細胞外液中の Mg^{2+}によってブロックされている．しかし，一次侵害受容ニューロンからの刺激が持続・増強すると，Glu のみならず SP も大量に放出され，その受容体である NK1 受容体が活性化すると，NMDA 受容体がリン酸化され，Mg^{2+} によるブロックが外れる．その結果，AMPA 受容体と NMDA 受容体における Na^{+}や K^{+}の透過性が増大し，脱分極が生じる．また，NMDA 受容体を介して大量の Ca^{2+}が細胞内に流入すると，脱分極レベルが増加し，二次侵害受容ニューロンの興奮性が高まる．つまり，NMDA 受容体は二次侵害受容ニューロンの反応性を変化させる機能を有しており，これは侵害刺激が低頻度で連続的に加わることで，二次侵害受容ニューロンの活動電位の発生頻度が刺激ごとに増加していく wind-up 現象（コラム参照）のメカニズムと考えられている[25, 36]．wind-up 現象は脊髄における中枢感作の一つであり，侵害受容性疼痛でみられる痛覚過敏やアロディニアの発生に関与していると考えられている．

長期増強現象

高頻度で連続的な刺激が加わると，シナプスの伝達効率が長期的に高まるが，これを長期増強（long-term potentiation：LTP）現象（コラム参照）という．一次侵害受容ニューロンを頻繁に刺激することによって，二次侵害受容ニューロンにおいて LTP 現象が生じることが確かめられており，これは二次侵害受容ニューロンにおける細胞内の Ca^{2+}濃度の増大が関与しているといわれている[36]．つまり，このメカニズムにおいても前述の NMDA 受容体の関与が予想されるが，詳細なメカニズムまでは明らかになっていない．ただし，LTP 現象も脊髄における中枢感作の一つであり，侵害受容性疼痛でみられる痛覚過敏やアロディニアの発生に関与していると考えられている．

COLUMN

wind-up 現象と LTP 現象

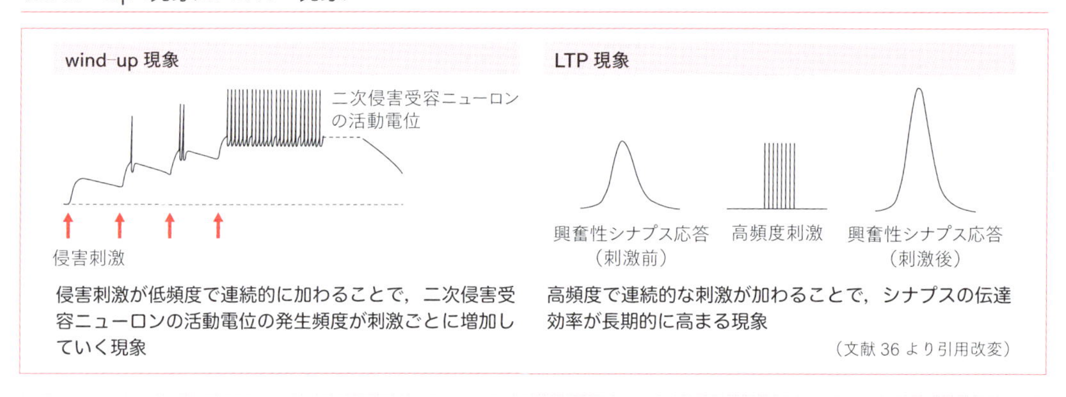

（文献 36 より引用改変）

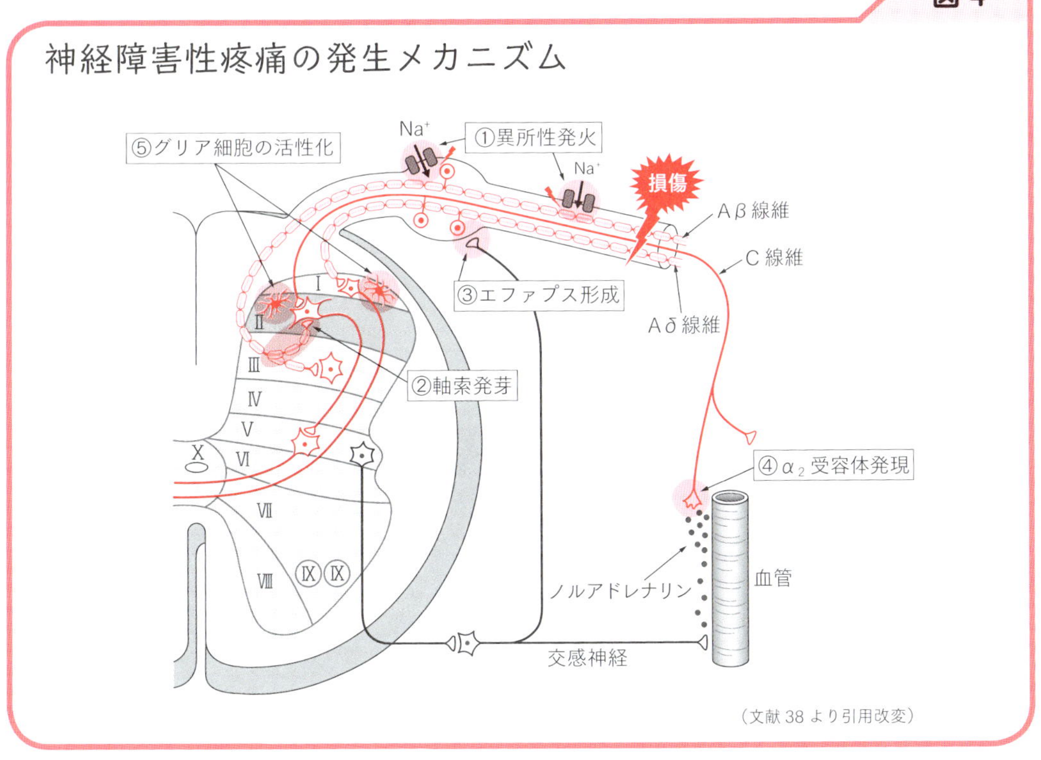

図4 神経障害性疼痛の発生メカニズム

（文献38より引用改変）

神経障害性疼痛の発生メカニズムは侵害受容器の興奮が関与しないことが特徴であり，以下のようなメカニズムが関与している[25, 36〜39]．

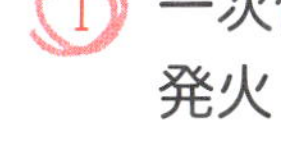 一次侵害受容ニューロンの異所性発火

末梢神経が損傷を受けると，損傷神経やDRGなどにNa^+チャネルが異常に増加する現象が認められる．その結果，侵害受容器の活性化を介することなく，Na^+チャネルが異常に増加した局所から活動電位が発生する異所性発火が生じる．

② 一次侵害受容ニューロンと脊髄後角の神経解剖学的再構築

非侵害受容ニューロンとのクロストーク

通常，一次侵害受容ニューロンの一つであるC線維は脊髄後角のⅡ層に入力し，触覚を伝える非侵害受容ニューロンのAβ線維は脊髄後角のⅢ〜Ⅵ層に入力する．しかし，末梢神経が損傷を受けC線維が変性脱落すると，Aβ線維が軸索発芽（sprouting）し，脊髄後角のⅡ層に入力するようになることがWoolfら[37]によって報告された．つまり，このような現象は痛みを伝える神経経路に非侵害受容ニューロンがクロストーク（混線）していることを示唆しており，しかも脊髄後角で起こることから，中枢感作の一つといえる．そして，重篤な神経障害性疼痛の場合は，触れただけでも痛みが生じるアロディニアが認められることがあるが，上記の現象はそのメカニズムの一つと考えられてきた．ただし，その後の研究によってWoolfら[37]の報告は誤りではないかとの指摘がなされて

Chap. 1

いる．しかし，形態学的変化も含めた局所的な神経回路の再構成が生じている可能性はあり[36]，今後の研究成果が待たれるところである．

交感神経とのクロストーク

末梢神経が損傷を受けると，損傷神経やDRGなどにα_2受容体が異常に増加する現象が認められる．また，交感神経が発芽してDRGを取り囲み，エファプスを形成する現象も認められる．その結果，交感神経からノルアドレナリンが分泌されると，α_2受容体を活性化して一次侵害受容ニューロンに活動電位が発生する．つまり，これらの現象は一次侵害受容ニューロンに交感神経がクロストークしていることを示唆しており，気温の変化や精神的緊張など，交感神経が刺激されるだけで痛みが生じるメカニズムの一つと考えられている．

③ 脊髄後角内のグリア細胞の活性化

ニューロンはそれを支持する役割を果たす細胞群のグリア細胞（神経膠細胞）に取り囲まれており，中枢神経系には少なくともニューロンの約10倍の数のグリア細胞が存在する．中枢神経系のグリア細胞にはミクログリア，アストロサイト，オリゴデンドロサイトの3種類があり（コラム参照），これらは活動電位を発しないことから，電気的に不活性で，これまでは単なる支持細胞と考えられてきた[40]．しかし，病態時においてはグリア細胞が神経機能に影響を及ぼすことが明らかになり，具体的には，末梢神経が損傷を受けると脊髄後角内のミクログリアが活性化する．そして，活性化したミクログリアが損傷神経を貪食するとともに，サイトカインである脳由来神経栄養因子（brain derived neurotrophic factor：BDNF）を放出し，脊髄後角におけるシナプス伝達を亢進させる．また，通常GABAは抑制性の神経伝達物質として機能しているが，BDNFが放出された状態では興奮性の伝達物質として二次侵害受容ニューロンに作用する[39]．このように，ミクログリアの活性化を介する二次侵害受容ニューロンの活動の変調も，神経障害性疼痛の発生メカニズムに関与している．

COLUMN

中枢神経のグリア（神経膠）細胞

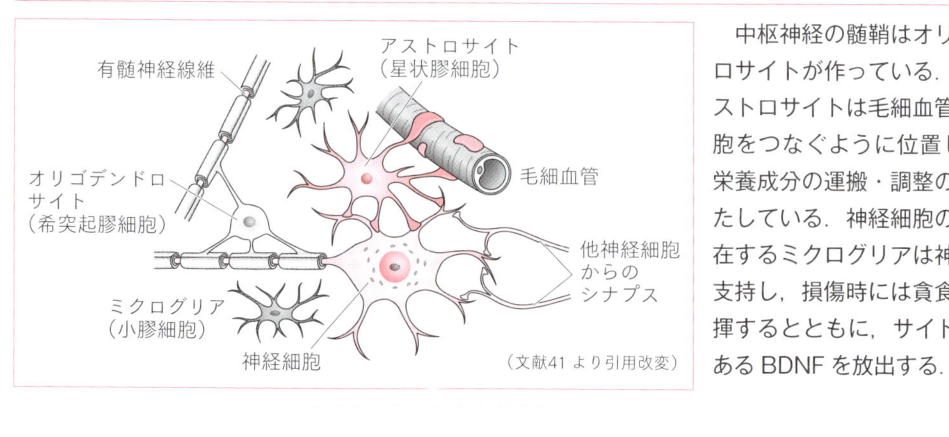

中枢神経の髄鞘はオリゴデンドロサイトが作っている．また，アストロサイトは毛細血管と神経細胞をつなぐように位置しており，栄養成分の運搬・調整の役割を果たしている．神経細胞の周囲に存在するミクログリアは神経細胞を支持し，損傷時には貪食作用を発揮するとともに，サイトカインであるBDNFを放出する．

表 1

不活動性疼痛とは

分類	内容
臨床知見	● CRPS 患者 134 名の 47％は発症のきっかけとなった外傷を患った後にギプスやスプリントを用いた患部の不活動処置が施されていた[42]. ● 非荷重とスプリント固定といった不活動処置の治療を受けた足部骨折患者 28 名の 57.1％は，治療後に患部の機械的アロディニアが認められた[43]. ● 腰痛発症から 4 日以上安静にしてしまうと，その後 1 年以上も痛みをはじめとした機能障害が残存した[44].
実験モデルによる実証研究	● 健常者 23 名の前腕を 4 週間ギプス固定すると，52.2％に冷痛覚閾値の低下が，36.1％に熱痛覚閾値の低下が認められた[43]. ● 健常者 30 名の前腕を 4 週間ギプス固定すると，第 1・2 指間の圧痛閾値が低下し，しかもギプス固定を解除した 3 日後，28 日後においても圧痛閾値の低下は持続した[45]. ● ラット足関節を中間位で 4 週間ギプス固定すると，ギプス固定終了直後から 2 週後まで足底部の機械的刺激に対する痛覚閾値の低下が認められた[46]. ● ラット足関節を底屈位で 4 週間もしくは 8 週間ギプス固定すると，ギプス固定を開始した 2 週後から機械的刺激に対する痛覚閾値の低下が認められ始め，その後はギプス固定期間依存的に痛覚閾値の低下が著しくなった[47].

骨折などの組織損傷の急性期においては，損傷部位の治癒促進のためギプス固定などの不活動処置が必要となる．しかし，このような不活動処置は二次的に関節拘縮や筋萎縮といった廃用症状を惹起するのみならず，最近では痛みの発生・増悪のリスクファクターになることが示され[42〜47]，不活動由来の痛み，すなわち不活動性疼痛（immobilization-induced pain）の存在は周知の事実となりつつある．

不活動性疼痛の存在を示唆する臨床知見の一例を紹介すると，難治性の慢性疼痛として知られる複合性局所疼痛症候群（complex regional pain syndrome：CRPS）と診断された 134 名の患者を対象に行われた調査[42]では，47%の患者は外傷を患った後にその治癒目的のためギプスやスプリントを用いた患部の不活動処置が施されていたことが示されている．また，足部周辺の骨折により 2〜9 週間，非荷重とスプリント固定といった不活動処置の治療を受けた 28 名の患者を対象に行われた調査[43]によれば，57.1％の患者は治療後に患部の機械的アロディニアが認められている．このように，CRPS の発生・進行のリスクファクターの一つとしてギプスやスプリントなどを用いた患部の不活動が指摘されている[48]．

一方，腰痛発症後の安静といった全身の不活動の影響について調査した報告[44]もあり，これによれば腰痛発症から 4 日以上安静にしてしまうとその後 1 年以上も痛みをはじめとした機能障害が残存することが示されている．このように，運動器の慢性疼痛に発展するリスクファクターとしても，患部の過度の安静といった不活動の惹起が指摘されている．

図5

不活動性疼痛の実証研究の一例

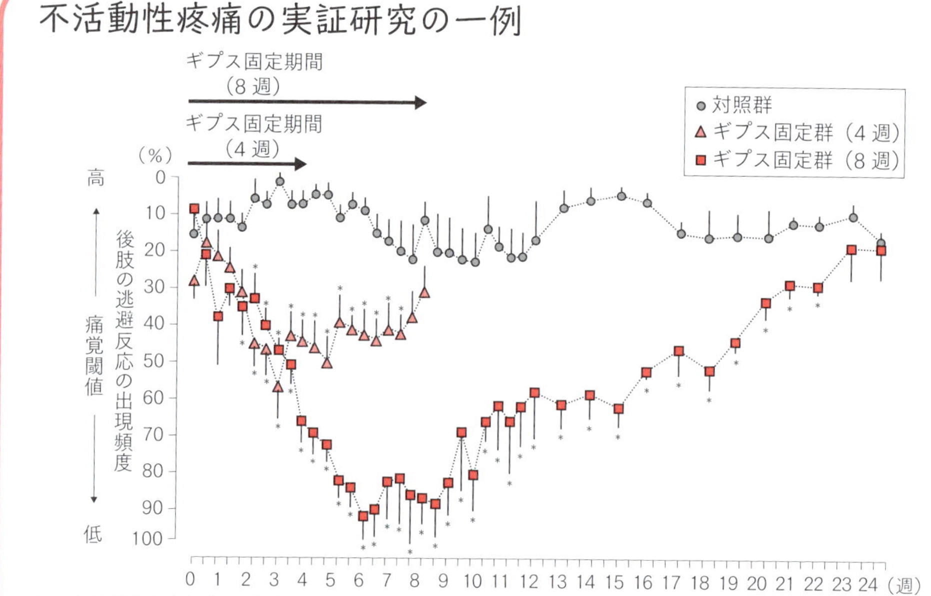

ラット足関節を底屈位でギプス固定した実験モデルを用いて，4または8週間のギプス固定の過程ならびにその後，ギプス固定を解除した通常飼育の過程における足底部の機械的刺激に対する痛覚閾値の推移を3日おきに調査した．なお，機械的刺激に対する痛覚閾値は15 g の von Frey filament を用い，10回刺激した際の後肢の逃避反応の出現頻度で評価を行い，＊は無処置の対照群との有意差を示している．（文献47を参照して作成）

先行研究では，健康なヒトや動物の四肢の一部をギプスなどで固定した実験モデルを用いて，不活動性疼痛の実証研究が進められている[43, 45～47]．

たとえば，健常者の前腕を4週間ギプス固定すると，冷痛覚閾値や熱痛覚閾値ならびに圧痛閾値の低下が認められ[43, 45]，ラット足関節を中間位で4週間ギプス固定すると，足底部の機械的刺激に対する痛覚閾値の低下が認められた[46]．このように，ヒトでも動物でも身体局所をギプスなどで不活動に曝すだけで不活動性疼痛が発生する事実が明らかになっている．

しかし，これらの先行研究においては不活動性疼痛の発生時期やその回復状況などの詳細は示されていない．そこで，筆者らはラット足関節を底屈位でギプス固定した実験モデルを用いて，4または8週間のギプス固定の過程ならびにその後，ギプス固定を解除した通常飼育の過程における足底部の機械的刺激に対する痛覚閾値の推移を調査した[47]．その結果，ギプス固定を開始した2週後から痛覚閾値の低下が認められ始め，その後はギプス固定期間に依存して痛覚閾値の低下が顕著になった．また，ギプス固定を解除した後の痛覚閾値の推移をみると，4週間のギプス固定の場合は4週間の通常飼育で回復を認めたが，8週間のギプス固定の場合はその回復に14週間もの期間を要した．つまり，これらの結果は身体局所を2週間という短期の不活動に曝すだけで不活動性疼痛が発生してしまうこと，また，不活動性疼痛は不活動期間に依存して顕著になり，しかも慢性疼痛に発展する可能性があることを示唆している．

図 6

不活動性疼痛の発生メカニズム　①末梢組織の変化

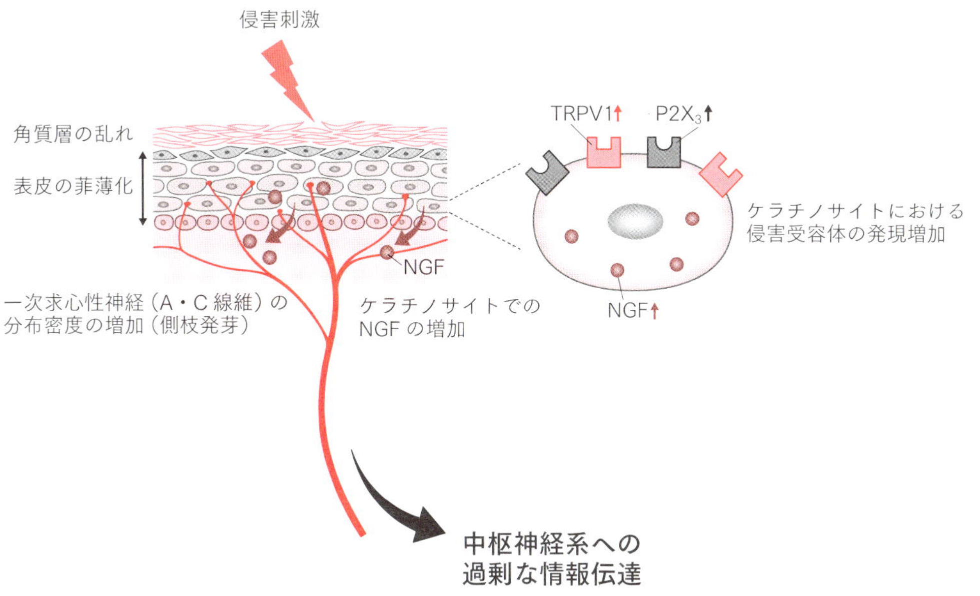

不活動性疼痛の発生メカニズムに関与する末梢組織の変化に関しては，自験例を中心に皮膚と骨格筋について検索が進められている．具体的には，ラット足関節を底屈位でギプス固定した実験モデルの足底皮膚では，表皮における角質層の乱れやその菲薄化，真皮上層に分布する一次求心性神経（A 線維ならびに C 線維）の側枝発芽に起因した分布密度の増加などが認められている[49, 50]．つまり，これらの知見は外界と侵害受容器との距離の短縮ならびに侵害受容器の数の増加を意味し，このような状態になると外界からの刺激を鋭敏に感じ取るようになると推察される．加えて，同モデルの足底皮膚では，表皮の構成細胞であるケラチノサイトにおいて内因性発痛物質である神経成長因子（nerve growth factor：NGF）や TRPV1，$P2X_3$ といった侵害受容体の発現増加が認められている[50]．このこと自体も不活動性疼痛の発生に関与している可能性があり，しかも NGF の発現増加は一次求心性神経の側枝発芽にも深くかかわっていると推察される．

一方，同モデルの腓腹筋においても不活動を開始した 2 週後から筋痛の発生が認められている[51]．そして，筋痛の発生時期と一致して NGF の発現増加と一次求心性神経の中の C 線維の分布密度の増加が認められており[51]，これらの変化が筋痛の発生に関与している可能性が示唆されている．

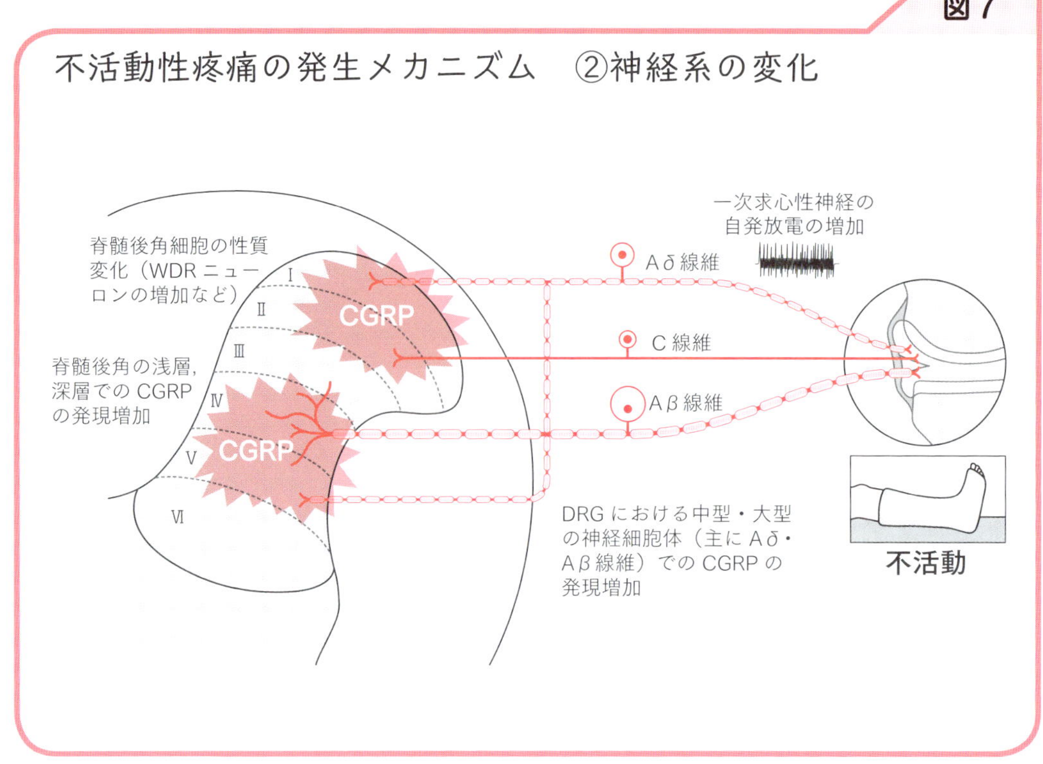

骨，関節，骨格筋といった末梢組織は身体運動の実行器官であるが，皮膚と同様に一次求心性神経が分布している．つまり，末梢組織にはさまざまな刺激を感知し，それを中枢神経系に伝える感覚器としても重要な機能がある．そのため，末梢組織が不活動に曝されると，感覚刺激入力が減弱・消失し，結果的に神経系にも何らかの変調をきたし，痛みの発生につながる可能性がある．

実際，ギプス固定を行うだけで関節からの一次求心性神経の自発放電が増加すること[52)]や，DRG において小型の神経細胞体（主に C 線維）に加え，中型・大型の神経細胞体（主に Aδ・Aβ線維）でも CGRP の発現が増加すること[47, 53)]が明らかになっている．つまり，これらの所見は一次侵害受容ニューロンの末梢感作を示唆している．加えて，ギプス固定を行うと当該部位の髄節にあたる脊髄後角において，CGRP の発現増加がⅠ・Ⅱ層の浅層のみならず，Ⅲ～Ⅵ層の深層においても認められ[47, 53)]，WDR ニューロンならびに関節運動のみに反応するニューロンの割合が増加することも明らかになっている[54)]．つまり，不活動は脊髄レベルでの中枢感作も惹起する可能性がある．さらに，脳イメージング研究では，不活動に曝された部位の体部位再現が一次体性感覚野で狭小化し[55)]，一次運動野や一次体性感覚野の領域の大脳皮質が菲薄化することが示されており[56)]，不活動は脳の可塑的変化までも惹起する可能性がある．

以上のことから，身体局所や全身の不活動は，それ自体が痛みを生み，しかも慢性疼痛に発展するリスクファクターになることから，その対策はリハビリテーションにおいて極めて重要といえる．

COLUMN

関連痛

関連痛とは

組織損傷が生じると，多くの場合は損傷部位を中心に痛みが発生するが，時として損傷部位から離れた遠隔部に痛みが発生することがあり，痛みの原因となる部位と痛みが発生している部位が一致しないこともある．このような痛みは関連痛（referred pain）と呼ばれ，特に内臓が損傷を受けると発生することが多い．たとえば，狭心症では胸のみならず，上肢（特に左上肢）や顎にも痛みが発生することがあり，胆石症や肝臓疾患では肩痛が，尿路結石症では腰痛が発生することがあるという[31, 32]．

周知のように，脳内には身体部位が再現されており，末梢における刺激部位と脳内の身体部位を照合して感覚（例：痛み）が生じている部位が定められる．そのため，体表面が刺激された場合はその部位を誤認することはほとんどない．しかし，脳内には明確な内臓の位置情報がないため，ここが刺激されると誤認を生じる可能性が高くなる．つまり，内臓の損傷によって関連痛が発生しやすいのはこのことが一因にある．

一方，骨・関節に損傷がある場合でも関連痛が発生するという報告があり，なかでも股関節は神経支配がL2～S2と広範であることから，股関節病変に由来した関連痛も膝関節周囲や下腿など，遠隔部の広範な領域に認められることがある[56, 57]．図は，関節形成術を予定している股関節疾患患者113名（男性21名，女性92名，平均年齢63.2歳）を対象に，安静時ならびに運動時（関節運動時ならびに動作時）における痛みの発生部位を調査した結果である[57]．この結果をみると，鼠径部や大転子部といった股関節周囲のみならず大腿部や膝関節，下腿などといった広範囲に痛みが認められ，特に運動時に著しいことが明らかになっている．

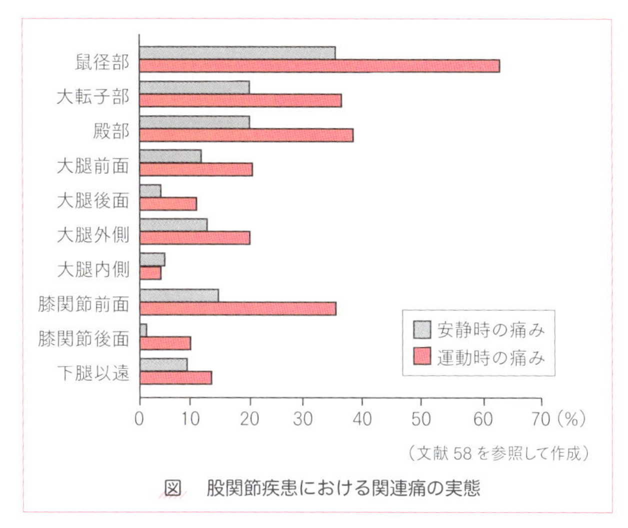

図　股関節疾患における関連痛の実態

関連痛の発生メカニズム

関連痛の発生メカニズムに関しては，諸説が報告されているが，いまだ結論は出ていないのが現状である．ただし，諸説のなかで広く知られているのは脊髄レベルでのニューロンの収束・投射説といわれるもので，これは，一次侵害受容ニューロンの脊髄後角への入力先が皮膚起源であろうと，内臓起源であろうと，ある特定の二次侵害受容ニューロンに収束しているため，脳での痛みの局在が誤認されるというものである[31]．また，直接の収束はないものの，内臓起源の一次侵害受容ニューロンが，皮膚起源の一次侵害受容ニューロンまたは二次侵害受容ニューロンを促通する現象もあり，解剖学的には同一の一次侵害受容ニューロンが枝分かれし，異なる部位を支配するという二分軸索ニューロンの存在も確かめられていることから[25, 57]，関連痛の発生メカニズムにはさまざまな要因が関与していることは間違いない．

文 献

1）Raja SN, Carr DB, Cohen M, et al.：The revised International Association for the Study of Pain definition of pain：concepts, challenges, and compromises. Pain 161：1976−1982, 2020.

2）仙波恵美子：痛みの識別・情動・認知に関わる神経回路．ペインクリニック 30：S41−S49，2009.

3）松原貴子：痛みの基礎．“ペインリハビリテーション”松原貴子，他 著，三輪書店，pp2−47，2011.

4）荻野祐一，斎藤 繁：痛みと情動．ペインクリニック 30：914−921，2009.

5）Ogino Y, Nemoto M, Inui K, et al：Inner experience of pain：imagination of pain while viewing images showing painful events forms subjective pain representation in human brain. Cereb Cortex 17：1139−1146, 2007.

6）岩城理恵，細井昌子：痛みと破局的思考．“痛み診療キーポイント”川真田樹人 編，文光堂，p6，2014.

7）Treede RD, Rief W, Barke A, et al：A classification of chronic pain for ICD−11. Pain 156：1003−1007, 2015.

8）古江秀昌，野口光一：侵害受容性，神経障害性，nociplastic な疼痛の区別．“疼痛医学”田口敏彦，他 監修，医学書院，pp7−10，2020.

9）Loeser JD：Concept of pain. “Chronic Low Back Pain” Stanton−Hicks J, et al eds. Raven Press, New York, pp109−142, 1982.

10）Turk DC, Okifuji A, Sherman J：Behavioral aspects of low back pain. Taylor J, Twomey L（eds）：Physical therapy of the low back, 3rd Ed. Churchill Livingstone, pp351−383, 2000.

11）Vlaeyen JW, Linton SJ：Fear−avoidance and its consequences in chronic musculoskeletal pain：a state of the art. Pain 85：317−332, 2000.

12）高橋直人，他：痛みの生物心理社会モデル．“痛みの集学的診療：痛みの教育コアカリキュラム”日本疼痛学会痛みの教育コアカリキュラム編集委員会 編，真興交易医書出版部，pp53−64，2016.

13）Nakamura M, Nishiwaki Y, Ushida T, et al：Prevalence and characteristics of chronic musculoskeletal pain in Japan. J Orthop Sci 16：424−432, 2011.

14）Breivik H, Collett B, Ventafridda V, et al：Survey of chronic pain in Europe：prevalence, impact on daily life, and treatment. Eur J Pain 10：287−333, 2006.

15）牛田享宏，杉浦健之：慢性疼痛の分類とICD−11．“疼痛医学”田口敏彦，他 監修，医学書院，pp11−17，2020.

16）熊澤孝朗：痛みのメカニズム．“新医科学大系第7巻 刺激の受容と生体運動”石井威望，他 編，中山書店，pp153−167，1995.

17）沖田 実：痛みと末梢組織．“ペインリハビリテーション”松原貴子，他 著，三輪書店，pp48−94，2011.

18）吉村 恵：痛覚系の可塑性．神経進歩 42：406−416，1998.

19）Willis WD, Núnez R, Rudomín P：Excitability changes of terminal arborizations of single Ia and Ib afferent fibers produced by muscle and cutaneous conditioning volleys. J Neurophysiol 39：1150−1159, 1976.

20）小山なつ：増補改訂新版 痛みと鎮痛の基礎知識．技術評論社，2016.

21）Apkarian AV, Bushnell MC, Treede RD, et al：Human brain mechanisms of pain perception and regulation in health and disease. Eur J Pain 9：463−484, 2005.

22）森岡 周：痛みの神経科学．ペインリハビリテーション”松原貴子，他 著，三輪書店，pp95−132，2011.

23）仙波恵美子：下行性疼痛調節系．“痛み診療のキーポイント”川真田樹人 編，文光堂，pp49−50，2014.

24）仙波恵美子：痛みと脳．“痛みの集学的診療：痛みの教育コアカリキュラム”日本疼痛学会痛みの教育コアカリキュラム編集委員会 編，真興交易医書出版部，pp43−52，2016.

25）小山なつ：痛みの解剖生理学．“痛みの集学的診療：痛みの教育コアカリキュラム”日本疼痛学会痛みの教育コアカリキュラム編集委員会 編，真興交易医書出版部，pp24−42，2016.

26）Le Bars D, Dickenson AH, Besson JM, et al：Diffuse noxious inhibitory controls（DNIC）. I. Effects on dorsal horn convergent neurons in the rat. Pain 6：283−304, 1979.

27）川股知之：カンナミノイド．“痛み診療のキーポイント”川真田樹人 編，文光堂，p51，2014.

28）Koltyn KF, Brellenthin AG, Cook DB, et al：Mechanisms of exercise−induced hypoalgesia. J Pain 15：1294−1304, 2014.

29）Galdino G, Romero TR, Silva JF, et al：The endocannabinoid system mediates aerobic exercise−induced antinociception in rats. Neuropharmacology 77：313−324, 2014.

30）Melzack R, Wall PD：Pain mechanisms: a new theory. Science 150：971−979, 1965.

31）佐藤昭夫：痛みの受容機構と鎮痛機構．“痛みの神経科学”高倉公明，他 監修，高橋 徹，他 編，メジカルビュー社，pp45−58，1997.

32）沖田 実：痛みの発生メカニズム—末梢機構．“ペインリハビリテーション”松原貴子，他 著，三輪書店，pp134−177，2011.

33）Miura Y, Ohtori S, Nakajima T：Dorsal root ganglion neurons with dichotomizing axons projecting to the hip joint and the knee skin in rats: possible mechanism of referred knee pain in hip joint disease. J Orthop Sci 16：799−804, 2011.

34）Sugiura T, Tominaga M, Katsuya H, et al：Bradykinin lowers the threshold temperature for heat activation of vanilloid receptor 1. J Neurophysiol 88：544−548,

2002.
35) Tominaga M, Wada M, Masu M：Potentiation of capsaicin receptor activity by metabotropic ATP receptors as a possible mechanism for ATP-evoked pain and hyperalgesia. Proc Natl Acad Sci USA 98：6951-6956, 2001.
36) 大橋宣子, 他：脊髄の機序. "臨床に役立つ神経障害性痛の理解" 井関雅子 編. 文光堂, pp14-16, 2015.
37) Woolf CJ, Shrtland P, Coggeshall RE：Peripheral nerve injury triggers central sprouting of myelinated afferents. Nature 355：75-78, 1992.
38) 松原貴子：慢性痛. "機能障害科学入門" 千住秀明 監修, 沖田 実, 他 編. 九州神陵文庫, pp43-67, 2010.
39) Coull JA, Beggs S, Boudreau D, et al：BDNF from microglia causes the shift in neuronal anion gradient underlying neuropathic pain. Nature 438：1017-1021, 2005.
40) 牛木辰男：入門組織学. 南江堂, p73, 1989.
41) 中野治郎：末梢神経損傷. "機能障害科学入門" 千住秀明 監修, 沖田 実, 他 編. 九州神陵文庫, p156, 2010.
42) Allen G, Galer BS, Schwartz L：Epidemiology of complex regional pain syndrome：a retrospective chart review of 134 patients. Pain 80：539-544, 1999.
43) Butler SH：Disuse and CRPS. "Complex Regional Pain Syndrome (Progress in Pain Research and Management 22)" Harden RN, et al ed, IASP Press, Seattle, pp141-150, 2001.
44) Verbunt JA, Sieben J, Vlaeyen JW, et al：A new episode of low back pain：who relies on bed rest? Eur J Pain 12：508-516, 2008.
45) Terkelsen AJ, Bach FW, Jensen TS：Experimental forearm immobilization in humans induces cold and mechanical hyperalgesia. Anesthesiology 109：297-307, 2008.
46) Guo TZ, Offley SC, Boyd EA, et al：Substance P signaling contributes to the vascular and nociceptive abnormalities observed in a tibial fracture rat model of complex regional pain syndrome type I. Pain 108：95-107, 2004.
47) Hamaue Y, Nakano J, Sekino Y, et al：Immobilization-induced hypersensitivity associated with spinal cord sensitization during cast immobilization and after cast removal in rats. J Physiol Sci 63：401-408, 2013.
48) Merskey H：Relatively generalized syndromes. "Classification of Chronic Pain：Descriptions of Chronic Pain Syndromes and Definitions of Pain Terms (Second edition)" Merskey H, et al ed. ISAP Press, Seattle, pp39-58, 1994.
49) Nakano J, Sekino Y, Hamaue Y, et al：Changes in hind paw epidermal thickness, peripheral nerve distribution and mechanical sensitivity after immobilization in rats. Physiol Res 61：643-647, 2012.
50) Sekino Y, Nakano J, Hamaue Y, et al：Sensory hyperinnervation and increase in NGF, TRPV1 and P2X3 expression in the epidermis following cast immobilization in rats. Eur J Pain 18：639-648, 2014.
51) 大賀智史, 関野有紀, 片岡英樹：ラット足関節不動モデルの骨格筋における痛覚過敏と神経成長因子の変化. J Musculoskelet Pain Res 6：107-113, 2014.
52) Okamoto T, Atsuta Y, Shimazaki S：Sensory afferent properties of immobilised or inflamed rat knees during continuous passive movement. J Bone Joint Surg Br 81：171-177, 1999.
53) Nishigami T, Osako Y, Tanaka K, et al：Changes in calcitonin gene-related peptide expression following joint immobilization in rats. Neurosci Lett 454：97-100, 2009.
54) Ushida T, Willis WD：Changes in dorsal horn neuronal responses in an experimental wrist contracture model. J Orthop Sci 6：46-52, 2001.
55) Maihöfner C, Handwerker HO, Neundörfer B, et al：Cortical reorganization during recovery from complex regional pain syndrome. Neurology 63：693-701, 2004.
56) Langer N, Hänggi J, Müller NA, et al：Effects of limb immobilization on brain plasticity. Neurology 78：182-188, 2012.
57) 川田倫子, 牛田享宏, 池内昌彦, 他：股関節疾患における関連痛に関する臨床的検討. Pain Reserch 21：127-132, 2006.
58) Sakamoto J, Morimoto Y, Ishii S, et al：Investigation and macroscopic anatomical study of referred pain in patients with hip disease. J Phys Ther Sci 26：203-208, 2014.

Chapter 2

痛みの評価

1 痛みのリハビリテーション評価の考え方

図 1

痛みの多面的評価の必要性

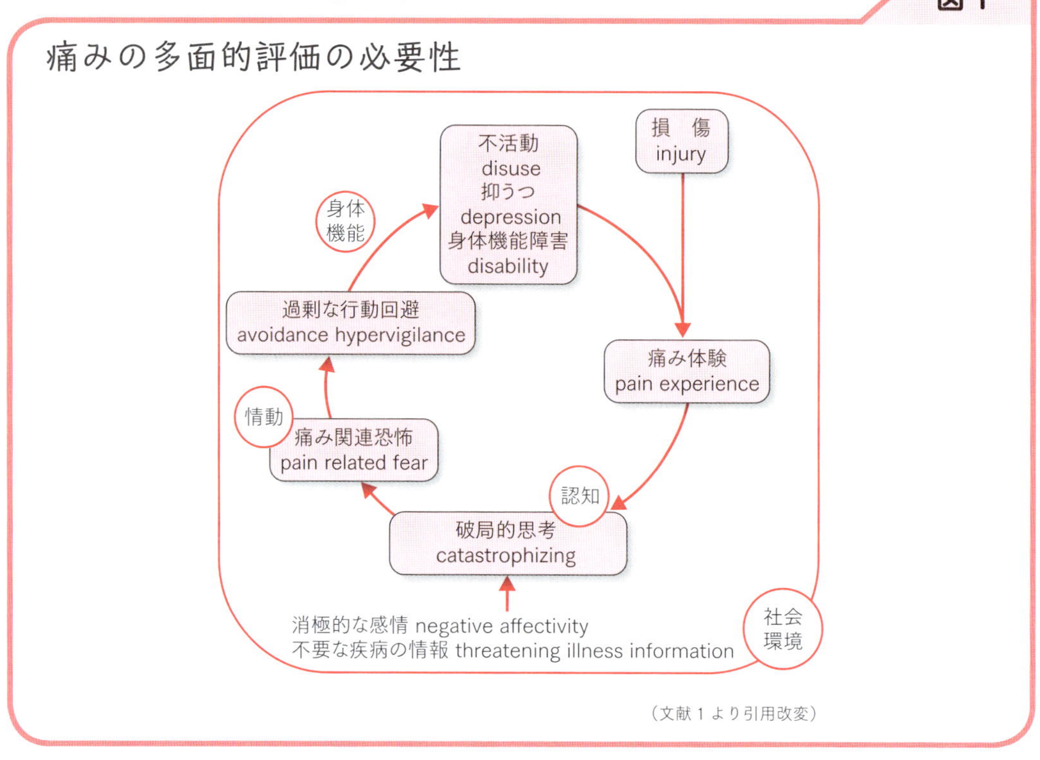

（文献 1 より引用改変）

痛みの評価においては，痛みの多面性を理解したうえで包括的な評価が必要となる．痛みの多面性と痛み患者の悪循環を示した恐怖－回避（fear-avoidance）モデルが，2000 年に発表され[1]，2016 年には運動・身体機能要因を追加した改定モデルも示された[2]．痛みが生じたときに悪循環に陥るか否かを決定する要因は，破局的思考（catastrophizing）などの痛みの「認知」，恐怖，不安，抑うつなどの痛みの「情動」，続発する不活動や機能障害などの「身体機能」，そして，運動恐怖（kinesiophobia），改定モデルで加わった「運動耐容能低下」などであり，そのなかでも運動機能は重要な要因である．

このように，痛みには「感覚」「情動」「認知」「身体機能」「社会」的側面など多面性がある．従来，痛みそのもの（感覚的側面）だけが感覚検査にて主観的に評価されてきた．しかし，それだけでは痛みの有無，程度や部位を局所的に捉えるだけで，痛みに苦しむ「人」の“本当に困っていること”を評価できず，治療に結びつけることができていなかった．以上のことから，痛み患者の多面的評価としては，痛みの感覚的側面を捉える主観的ならびに定量的評価に加え，痛みに対する破局的思考や恐怖・不安・抑うつ・怒りといった痛みの情動・認知の評価，ならびに，活動制限や不活動状態，機能・能力障害を捉える身体機能評価，さらに社会参加制限や QOL など社会的評価が必須である[3]．ヒトは部位や臓器の集まりではなく，“一人の個（whole body）”として機能的に生命の営みをしている．痛みはその機能が損なわれたことを示す重要な警告信号であるため，全体を捉える評価が必要である．

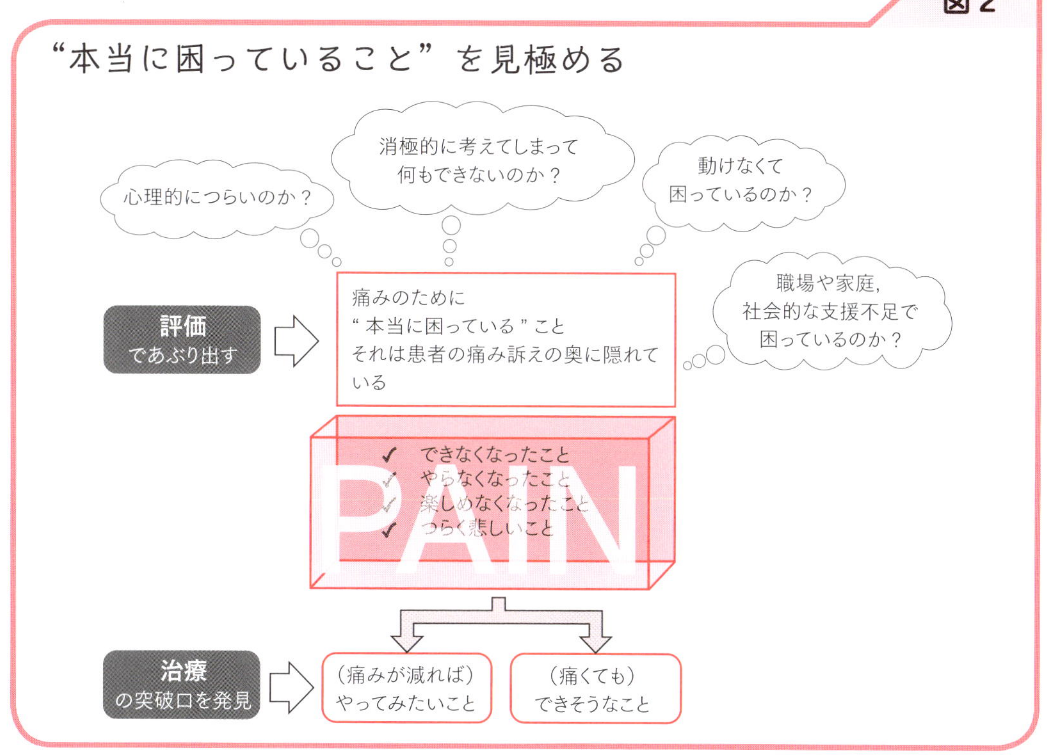

痛み患者は,「痛みが困る, この痛みを何とかしてほしい」と訴える. 痛みの評価においては,

・「痛み」そのものをできるだけ解析する
・「痛みによって "本当に困っていること"」を見極める

必要がある.

① 痛みそのものの解析・評価

後述の尺度化や定量評価法にて定量化し, 質問票による定質的な評価も組み合わせて解析する. また, 痛みは生体の警告信号であることから, レッドフラッグの見逃しがないように十分な注意が必要である.

② 痛みによって "本当に困っていること"

痛みのために "できなくなったこと", "やらなくなったこと", "楽しめなくなったこと", "つらく悲しくなってしまうこと" など, 痛みによって損なわれた健康状態, 社会的役割・生産性, 楽しみ, 希望などの損失や喪失であり, この損失・喪失はQOL や健康感を著しく低下させる.

よって,「(痛くてもやってみれば) できそうなこと」と「(痛みが少しでも減れば) やってみたいこと」から, 患者が痛みのために失った活動や社会的役割を浮き彫りにし, 治療に結びつける. 医療者はその問題への対応によって, 患者が痛みによって損なわれた具体的な身体機能や社会参加, QOL の改善に努めなければならない.

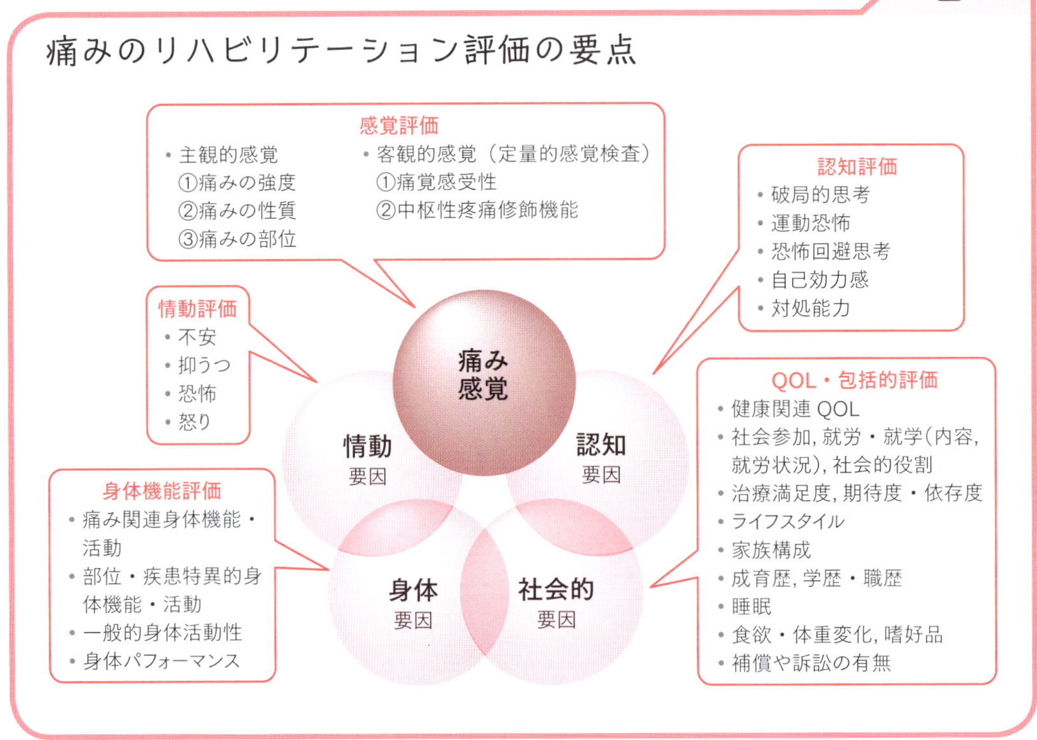

痛みの評価では，痛みの多面性を理解し，包括的な分析が求められる．近年，患者参加型医療（patient-centered medicine）が推奨され，痛みの多面的評価でも，質問票などを用いた患者報告アウトカム（patient reported outcome：PRO）または患者立脚型アウトカム（patient-based outcome）が広く用いられる．

① 痛み(感覚)評価

痛みの強度，性質，部位のほか，アロディニアや痛覚過敏などの神経感作や疼痛抑制機能を検証する定量的感覚検査（quantitative sensory testing：QST）などを用いて調べる．

② 身体機能評価

現在の身体機能と痛みによる機能・能力障害をパフォーマンス検査や活動量計測にて，また日常生活の障害度を質問票にて評価する．

③ 情動・認知評価

情動（抑うつ，不安，恐怖，怒りなど）や認知（破局的思考，痛みの信念，恐怖回避思考，運動恐怖，自己効力感，対処能力など）についても各種質問票にて評価する．

④ 社会的・QOL 評価

社会参加や QOL，治療・生活満足度のほか，問診にて家族構成，成育歴，ライフスタイル，学歴・職歴，仕事内容・就労状況，社会的役割，睡眠，食欲・体重変化，嗜好品，補償や訴訟の有無，治療への期待感・依存度なども確認する．

表1

痛みのリハビリテーション評価の具体的項目

	評価方法	評価内容	
感覚的側面	視覚的アナログスケール（VAS） 数値評価スケール（NRS） 語句評価スケール（VRS） Faces Pain Scale	痛みの強度	⇒痛み
	Pain Drawing	痛みの部位	
	マギル痛み質問表（MPQ） 短縮版マギル痛み質問表（SF-MPQ） SF-MPQ-2	痛みの性質 （神経障害性疼痛の表現を含む）	
情動・認知的側面	Hospital Anxiety and Depression Scale（HADS）	不安・抑うつ	⇒情動
	Pain Catastrophizing Scale（PCS） Fear-Avoidance Beliefs Questionnaire（FABQ） Tampa Scale for Kinesiophobia（TSK）	破局的思考 恐怖回避的思考（腰痛） 恐怖回避的思考（痛み全般）	⇒認知
身体活動・機能	歩数計 痛みー行動日誌 国際標準化身体活動質問表（IPAQ）	活動量	⇒身体機能
	疼痛生活障害評価尺度（PDAS）	慢性疼痛の身体運動・移動能力	
	日本整形外科学会腰痛評価質問票（JOABPEQ） ローランド・モリス機能障害質問表（RDQ） オズウェストリー腰痛障害質問表（ODI）	腰痛関連障害	
	Neck Disability Index（NDI） 日本整形外科学会頚部脊髄症評価質問票（JOACMEQ）	頚部機能障害 頚髄症性障害	
	日本版変形性膝関節症患者機能評価表（JKOM）	膝関節機能障害	
社会的要因	日本語版 EuroQol 5 Dimensions（EQ-5D），EQ-5D-5L MOS 36-Item Short Form Health Survey（SF-36）	健康観・QOL	⇒社会的・QOL
	問診	家族・職場関係，社会的役割など	

非特異的腰痛を例に，慢性疼痛の評価法として，従来の痛みの強度・性質・部位の評価のほか，疾患や部位に特異的な機能評価票，痛みの認知・情動に適した各専門質問票，社会的要因の評価（QOL や健康感を含む）が必要となる[4~6]．

レッドフラッグやイエローフラッグのようなリスクファクター，問診で収集できる個人特性なども重要な情報となる．

一方，これまでよく使われてきた画像所見については，画像上の異常と痛みの症状との対応がなく画像では説明がつかないケースについて報告されるようになり，画像だけで診断することは危険とされている．また，わが国でよくつかわれてきた日本整形外科学会（JOA）スコアについては信頼性や妥当性の問題を解決し，国際的に通用する評価基準として改定が行われ，現在，腰痛疾患治療成績判定基準（Japanease Orthopaedic Association score：JOA 腰 score）は腰痛評価質問票（JOA Back Pain Evaluation Questionnaire：JOABPEQ）へ改定され，その他頚部，股関節，膝関節障害の質問票についても改定版が提示されている．

Chap. 2

2 感覚評価

図1

主観的評価　①痛みの強度

視覚的アナログスケール VAS（Visual Analogue Scale）

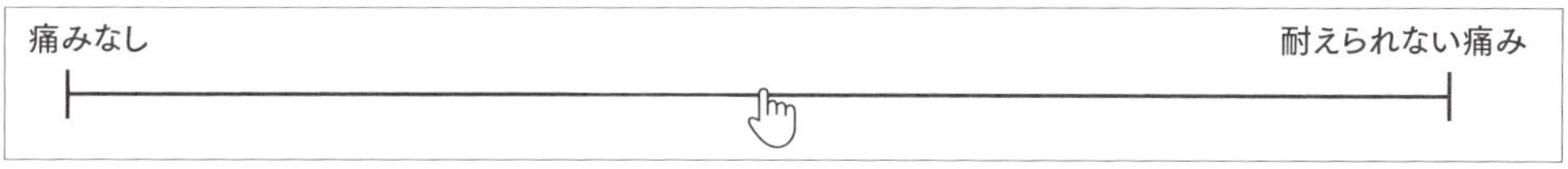

痛みなし　　　　耐えられない痛み

数値評価スケール NRS（Numerical Rating Scale）

0	1	2	3	4	5	6	7	8	9	10
痛みなし										耐えられない痛み

語句評価スケール VRS（Verbal Rating Scale）

VRS 0	痛みなし
VRS 1	わずかに痛みあり
VRS 2	痛みあり
VRS 3	強い痛みあり

フェイススケール FPS（Faces Pain Scale）

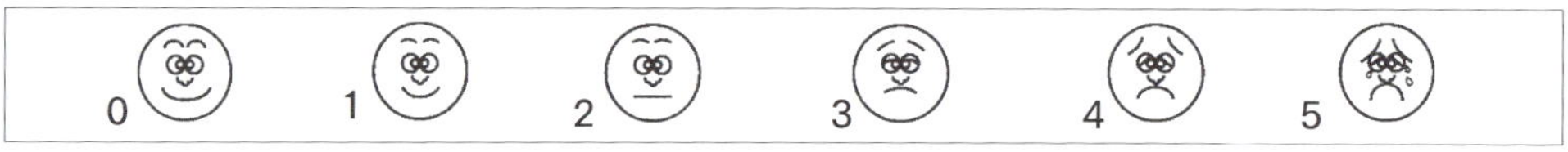

0　1　2　3　4　5

痛み（感覚）の強度はさまざまなスケールを用いて数値化・評点化する.（文献7より引用改変）

① 視覚的アナログスケール（VAS）

VASは,「痛みなし」を0 mm（左端）,「今まで経験したなかで最も痛く，耐えがたい痛み」を100 mm（右端）とした100 mm線上に，痛みの強度を指し示してもらい，検者が数字を読み取る．表記するときは最大値（100）を併記する（例：50 / 100 mm）.

② 数値評価スケール（NRS）

NRSは，痛みの強度を0～10の数値で表記または口頭で回答してもらう．NRSも表記するときは最大値（10）を併記する（例：5 / 10）．今まで経験した最高の痛みを10として現在の痛みと比較する方法と，初診時や治療前の痛みを10として現在の痛みと比較するpain relief score法とがある.

③ 語句評価スケール（VRS）

VRSは，数段階の痛みの強度を示す語句を数値化する．簡便だが，詳細に区分できないことや変化を表現しづらいことがある.

④ フェイススケール（FAS）

フェイススケールは，痛みの強度を示した表情を選択し数値化するもので，小児や高齢者など視覚的にイメージして判断するほうがよい場合に便利とされている.

図2

主観的評価　②痛みの性質

MPQ（McGill Pain Questionnaire：マギル痛み質問表）
痛みの質を感覚的，感情的，評価的，その他の痛みに関する各表現について評点化する（Ronald Melzack, 1975）.

SF-MPQ（Short-Form McGill Pain Questionnaire：短縮版マギル痛み質問表）
MPQの簡易版で，15項目の質問からなる痛みの感覚的（1～11），感情的（12～15）表現についてその強さを0～3の4段階で評点化し，さらに現在の痛みの強度をVASとVRSでも示す（Melzackが改変，1987）.

痛みのメタファー

①物品を含めた形容	②形容のみ	③オノマトペ
「針で刺すような」「ハンマーで殴られたような」「ナイフで切り込まれるような」「鉛の球がのしかかるような」「砂利を踏んでいるような」	「刺し込むような」「焼けるような」「うずくような」	「ガンガン」「ズキズキ」「ジリジリ」「キリキリ」「ヒリヒリ」「ピリピリ」「チクチク」「ズキン」「チカッ」「ピリッ」「ズーン」

痛み（感覚）の性質は認知・情動的要因の影響を受け修飾されるため，言語的に表現，さらにその表現を数値化することで，痛みの性質を計り知ることができる.

① MPQ

マギル痛み質問表（MPQ）[8]またはその短縮版（SF-MPQ）[9,10]は，痛みの性質を数値化できる. MPQは，痛みの感覚的，感情的，評価的，その他の表現が含まれ，言語表現で多面的に評価する.

有痛疾患に対するSF-MPQを用いた調査報告[11]によると，合計評点ならびに感情表現の評点さらにVASやVRSに関しても，関節リウマチに比べ精神神経疾患で有意に高値を示し，一方，整形外科疾患で有意に低値を示した．なお，いずれの疾患においても，合計評点とVASには有意な相関関係があった．以上の結果より，異なる疾患で，痛みの感覚的側面については大きな違いはなくても，感情（情動）的側面に関しては違いがあり，情動が痛みの程度に影響することがわかる.

●メタファー

痛みの性質を表現するメタファー（比喩表現）やオノマトペ（擬音語）のほか，質問票内の性質を示した語句を選択し数値化する方法がある．痛みを表現するメタファーには，「針で刺すような」「ハンマーで殴られたような」など物品を含むものもあれば，「焼けるような」「うずくような」など状態だけを示すものがある．メタファーのなかでも痛みはオノマトペで表現されることも多く，「ズキズキ」「チクチク」「ズーン」などさまざまな表現があり，地方によって独特の表現もある．性質をメタファーやオノマトペで示す場合，以前と比べて「その痛み（表現）はひどくなったのか，弱まったのか？」を確認し併記しておくとよい.

図 3

主観的評価　③痛みの部位

Pain Drawing 法（Pain Mapping 法）

患者の言語表現や疾患から予想した痛み（感覚）の部位は，実際の解剖学的部位と異なっていることが多いため，患者の訴える部位を医療者が必ず確認し，解剖学的，かつ範囲も正確に図示する．

Pain Drawing 法の実際

● 股関節疾患患者 52 例（平均年齢：64.0 歳）の痛み発生部位を pain drawing 法によって評価

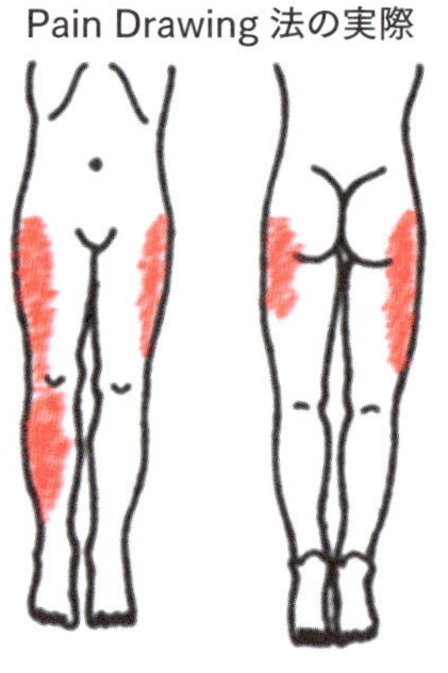

痛みの発生部位

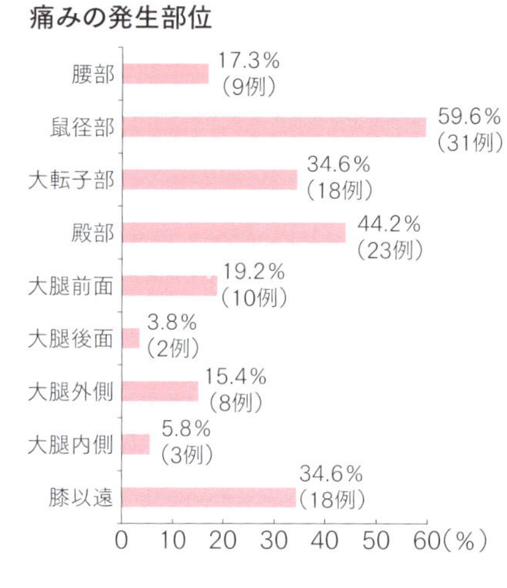

（文献 12 を参照して作成）

痛み部位の評価は，患者に痛い部位を身体図に示してもらう Pain Drawing 法あるいは Pain Mapping 法が広く行われている．また，痛み部位の評価では，患者に痛い部位を口頭で答えてもらい，医療者が「患者のことば」をそのまま表記する場合もある．しかし，上記の Pain Drawing 法も，患者の訴えを表記する方法も，患者と医療者間で齟齬を生じる可能性がある．より正確な部位診断をするためには，患者の表記した図や訴えの部位を医療者が触診し，解剖学的用語に変換して図示または言語表記することが望ましい．

関節形成術を予定している末期の股関節疾患患者を対象に，Pain Drawing 法によって痛みの発生部位（先行研究を参考に 9ヵ所に区分）を調査した結果[12)]，股関節周囲にあたる鼠径部や大転子部，殿部で痛みの発生頻度が高いものの，膝以遠といった遠隔部にも高頻度で痛みが発生していることが明らかになった．これは，股関節を起源とした関連痛あるいは二次性痛覚過敏の影響であることが示唆された．このように，痛みの部位を評価する際には，疾患名や疾患部位に左右されることなく，周辺も含めた患者の訴える部位を隈なく触診することが重要である．

また，患部周辺や遠隔部までを含む痛み部位の評価は，予後の推測にも役立ち，慢性疼痛に発展するリスクを抱えた患者を早期にスクリーニングできるツールとしても有用である．もし患部以外の部位に痛みがあれば，早期から情動・認知評価など多面的な評価結果を統合し，包括的な痛み「患者」の評価をすることが推奨される．

図4

定量評価　①痛覚感受性

定量的感覚検査 Static QST
疼痛感受性，疼痛修飾系の状態を評価

●痛みの閾値，耐性値，強度
- von Frey fair（触刺激）
- プッシュプルゲージや圧痛計（圧刺激）
- 温度刺激装置（温度刺激）
- 音叉（振動刺激）

などを用いて閾値や耐性値，強度を計測し評価．

電流知覚閾値検査
- 各神経線維の閾値を測定（Neurometer®）… 各末梢神経機能を別々に測定・診断できるため，神経障害の程度，知覚過敏・鈍麻を評価可能．
  各神経線維を異なる周波数（Aβ線維：2000Hz，Aδ線維：250Hz，C線維：5Hz）で経皮的に電気刺激し，①それぞれ知覚可能な最小強度の電流値（CPT値），②患者が耐えうる最大量の電気刺激値＝疼痛耐性閾値（pain tolerance threshold：PTT）を測定．
- 「痛み度」を電流値で算出（Pain Vision®）… 痛みの強度や治療効果などを定量評価可能．
  痛みの強さをパルス電流による刺激の強さと比較し，①感知できる最小の刺激電流量（最小感知電流閾値），②患者の痛み程度に相当する刺激電流量（痛み対応電流閾値）を測定．さらに，③痛み指数＝②痛み対応電流閾値／①最小感知電流閾値，④痛み度（「痛みなし」は0）＝③痛み指数／①最小感知電流閾値も算出．

痛みの「感覚的側面＝痛覚」を生理学的または精神物理学的に定量評価する定量的感覚検査（quantitative sensory testing：QST）が整理され見直され始めている．QSTは2種類に大別される[13]．

- static QST：痛覚感受性のような疼痛伝達系の「**状態**」を評価する．
- dynamic QST：中枢感作や中枢性疼痛抑制系など中枢性疼痛修飾系の「**機能**」を評価する．

① Static QST

触刺激としてvon Frey fair，圧刺激としてプッシュプルゲージや圧痛計，温度刺激として温度刺激装置，振動刺激として音叉などを用いて定量的な刺激を与え，

● 閾値（pain threshold）
与えられた刺激や痛覚を弁別できる最小の刺激量

● 耐性値（pain tolerance）
与えられた刺激で感じる痛みで耐えうる最大の刺激量

● 強度（pain intensity）
ある強度の刺激を与えた際に自覚する痛みの強度

などを指標として，痛覚感受性を評価する．

② その他の定量評価（電流知覚閾値検査）

異なる周波数の電気刺激を負荷し各神経線維（Aβ，Aδ，C）の閾値を測定する機器（Neurometer®）や患者の痛みと同程度の電気刺激の電流値を求めて「痛み度」を算出する機器（Pain vision®）が開発されている[7]．

図5

定量評価　②中枢性疼痛修飾機能

Dynamic QST

中枢感作や疼痛抑制系など中枢性疼痛修飾系の機能を評価

●時間的加重 temporal summation（TS）

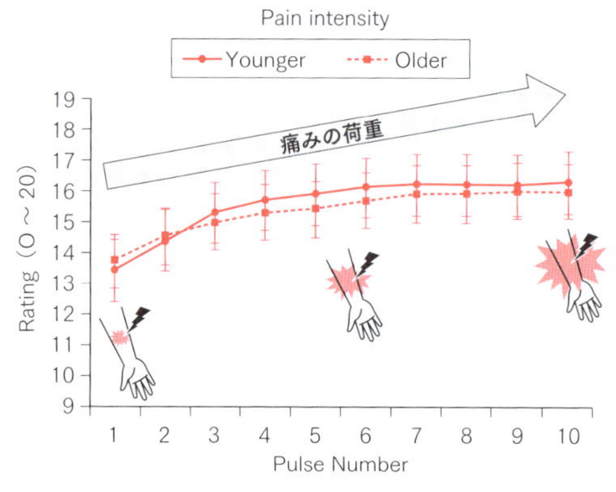

・同じ強度の侵害的な物理刺激を繰り返し加えることで痛み感覚が増幅する

●conditioned pain modulation（CPM）

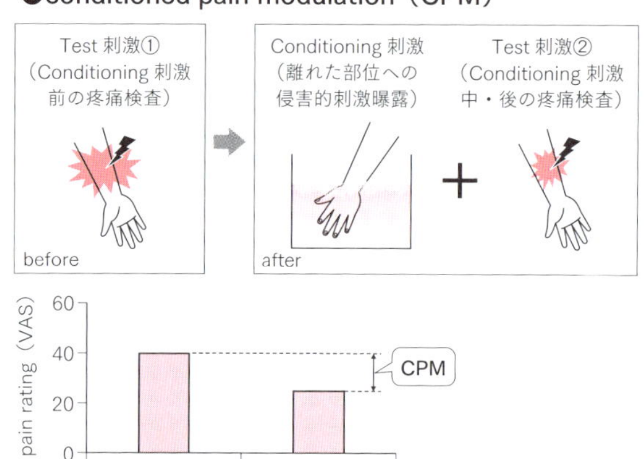

・離れた部位に侵害的な刺激（conditioning 刺激）を加える最中または直後に，測定部（test 刺激）の痛みの感受性が減衰（痛覚強度・耐性値が低下，または閾値が上昇）する

	temporal summation（TS）	conditioned pain modulation（CPM）
実験・計測方法	短い侵害刺激を繰り返す	conditioning 刺激の前～後に test 刺激を与える
健常者で典型的な変化の程度	VAS（0−100）で 10～20	痛み尺度で 29％未満
基本となる中枢神経系の神経生理学的機序	wind−up 現象 （0.3 Hz 以上の刺激で C 線維の繰り返し刺激で脊髄 WDR ニューロンの出力増加）	DNIC 現象 （単発，異所への侵害刺激で WDR 感受性の広範な軽減）
関係する疼痛修飾過程	侵害受容の上行性促通系（中枢感作）	侵害受容の下行性抑制系（中枢性疼痛抑制機能）
増大因子	高齢，女性，破局的思考，痛みの不安・恐怖	
減少因子		高齢，女性，破局的思考，睡眠不足，抑うつ，オピオイド使用

（文献 13 を参照して作成）

① Dynamic QST

・末梢神経から中枢神経までの侵害受容系，つまり上行性疼痛修飾系で伝達が過敏になっている（末梢感作または中枢感作）．
・脳報酬系や下行性疼痛抑制系など中枢において痛みを抑制・制御する機能（中枢性疼痛抑制機能）が変調している．

といった中枢性疼痛修飾系の「機能」を評価するもので，時間的加重（TS）や conditioned pain modulation（CPM）が代表的である．

時間的加重（TS）

TS は，圧，熱，電気などの短い侵害刺激を繰り返し与えたときに，痛覚強度が増大する現象を指し，wind-up 現象（p.25 図 3 参照）として知られている．

TS は，侵害受容ニューロン，特に脊髄後角の二次侵害受容ニューロンの活動電位発生頻度の増加，つまり，上行性の中枢性疼痛処理過程（侵害受容の上行性促通系）の興奮性や中枢感作を定量化するものである[13,14]．健常者では VAS で 10〜20 の増大を示すことが多い．

TS の反応増大因子としては，高齢，女性，破局的思考，不安・恐怖が挙げられ，慢性疼痛患者の特性と一致する．

conditioned pain modulation（CPM）

CPM は，離れた部位への侵害刺激（conditioning 刺激）により測定部（test 刺激）での侵害刺激に対する痛覚強度が減弱することで，“痛みで痛みを抑制する”システムとして知られ，広汎性侵害抑制調節（diffuse noxious inhibitory controls：DNIC）現象（p.21 ④ 参照）や hetero-topic noxious conditioning stimulation（HNCS）などと表現されることもある．

CPM は，下行性の中枢性疼痛抑制過程（侵害受容の下行性抑制系）の制御・抑制機能を定量化するものである[13,14]．健常者では痛みの尺度で 29％未満の減弱を示すといわれているが，実際には明確な変化を示さない者もいる．

CPM の反応減少因子としては，高齢，女性，破局的思考，抑うつ，睡眠不足が挙げられ，これも慢性疼痛患者の特性と合致する．また，オピオイドを使用する者で CPM 効果が減少するとの報告もある．

慢性疼痛患者では，内因性疼痛修飾機能の障害・変調のために，痛みを作り出す系の過剰興奮・感作ならびに疼痛抑制系の機能低下が生じていることが多く，dynamic QST を用いることでそれらの機能障害を指標化できる．慢性疼痛患者の多くで，TS が増大または CPM が減弱，またはその両方の機能異常をきたしていることが知られている[15]．また，dynamic QST を用いることで，運動など治療介入の効果メカニズムにおける内因性疼痛修飾機能の関与を検証することもできる．

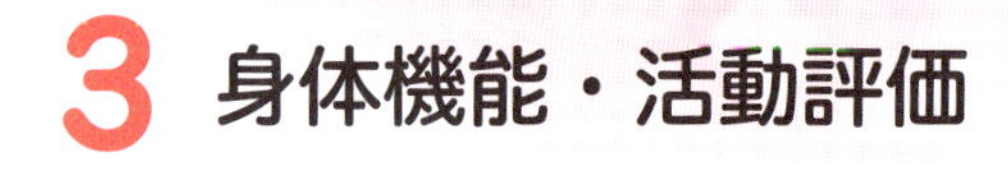

3 身体機能・活動評価

図 1

疼痛関連身体機能・活動

身体のどこかに痛みがあることによる身体機能・活動や ADL の障害を評価するための質問票.

PDAS（Pain Disability Assessment Scale：疼痛生活障害評価尺度）
①腰を使う活動，②日常生活活動，③社会生活活動の 3 因子を評価

BPI（Brief Pain Inventory：簡易疼痛質問票）
①全般的活動，②気分・情緒，③歩行能力，④通常の仕事，⑤対人関係，⑥睡眠，⑦生活を楽しむことの 7 因子を評価

- 健常者 113 名（平均年齢：20.2 歳）と慢性疼痛患者 100 名（平均年齢：40.4 歳）の PDAS 得点を比較
- 慢性疼痛患者が有意に高値を示している

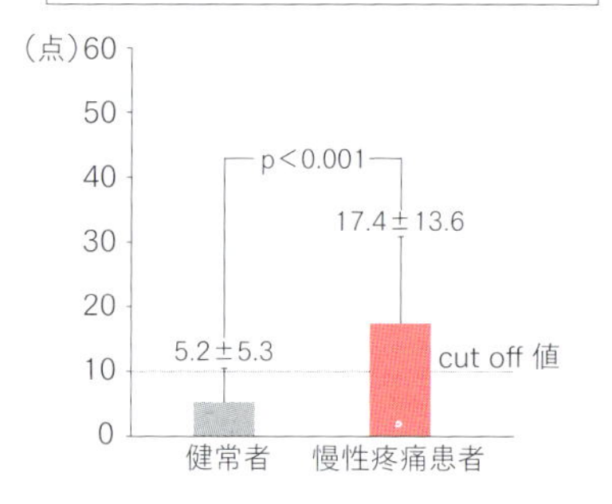

- 地域在住高齢者 118 名（平均年齢：76.2 歳）の PDAS 得点を評価
- 平均得点は 12.7 点で cut off 値（10 点）を超えており，10 点以上の者は 51 名（43.2%）と多い

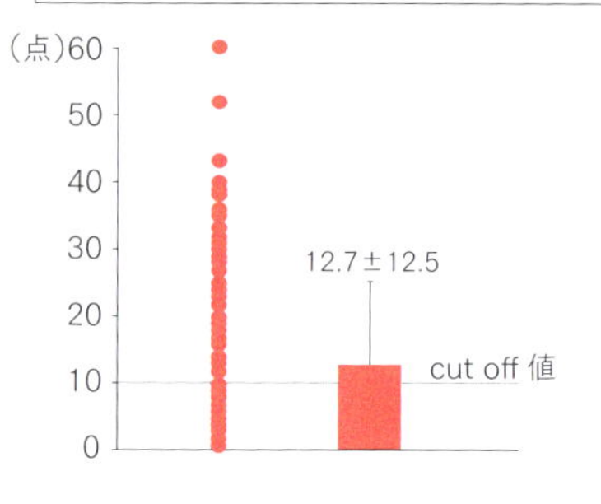

（左図：文献 16，右図：文献 17 より引用改変）

前述の通り，近年，臨床評価に質問票による PRO が広く導入されている．痛みの評価においても，本章の「3. 身体機能・活動評価」，「4. 情動・認知評価」，「5. 社会的・QOL 評価」では質問票などを用いた PRO が中心となっている．

痛みの部位や疾患（症状）を絞ることなく，身体のどこかに痛みがあることで問題となり得る身体機能や活動，ADL の障害を評価するものとして，疼痛生活障害評価尺度（PDAS）や簡易疼痛質問票（BPI）がよく使用される．なかでも，PDAS は統計学的に cut off 値が定められており，臨床で活用しやすい質問票である．

PDAS は，①腰を使う活動，②日常生活活動，③社会生活活動の 3 因子について ADL を評価するもので，20 項目の質問内容からなる[16]．健常者と慢性疼痛患者の PDAS 得点を比較した報告では，慢性疼痛患者が有意に高値を示すことが明らかとなっており[16]，この結果をもとに cut off 値が 10 点に定められた．つまり，PDAS 得点が 10 点以上の場合は，痛みによる ADL 障害が顕著であることを示す．一方，介護予防事業に参加している地域在住高齢者の PDAS 得点を調査した結果，平均得点が 12.7 点と cut off 値を超えており，10 点以上の高齢者は全体の 43.2% を占めることが示されている[17]．つまり，地域在住高齢者のなかには，痛みによる ADL 制限が顕著な者が少なくないといえる．

図 2

部位・疾患（症状）特異的身体機能・活動

痛みの部位や疾患（症状）ごとに問題となる身体機能や ADL の障害項目を集め作られた質問票

頚部痛	・頚部機能障害質問票 NDI（Neck Disability Index） ➡ ODI を参考にして作成，頚部痛による ADL の機能障害を評価 ・ケベック WAD 分類（Quebec WAD Classification） ・日本整形外科学会頚部脊髄症評価質問票 JOACMEQ（JOA Cervical Myelopathy Evaluation Questionnaire）
腰　痛	・ローランド・モリス機能障害質問表 RDQ（Roland–Morris Disability Questionnaire） ➡腰痛による ADL の機能障害を評価．国際標準値，日本標準値がある ・オズウェストリー腰痛障害質問表 ODI（Oswestry Disability Index） ➡腰痛による ADL の機能障害を評価 ・日本整形外科学会腰痛評価質問票 JOABPEQ（JOA Back Pain Evaluation Questionnaire）
下肢痛	ともに変形性股関節症や変形性膝関節症などによる下肢痛の機能障害を評価 ・Western Ontario and McMaster Universities Osteoarthritis Index（WOMAC Osteoarthritis Index） ・日本整形外科学会股関節疾患評価質問票 JHEQ（JOA Hip-Disease Evaluation Questionnaire） ・Hip Disability and Osteoarthritis Outcome Score（HOOS） ・日本版変形性膝関節症患者機能評価表 JKOM（Japanese Knee Osteoarthritis Measure） ・Knee Injury and Osteoarthritis Outcome Score（KOOS）
その他	・線維筋痛症質問票 FIQ（Fibromyalgia Impact Questionnaire） ・Health Assessment Questionnaire（HAQ）/ Modified HAQ（MHAQ） ・Western Ontario Rotator Cuff Index（WORC） ・DASH 日本手外科学会版（Disabilities of the Arm, Shoulder and Hand）/ Quick DASH ・ボストン手根管症候群質問票（Boston Carpal Tunnel Questionnaire）

（文献 18 を参照して作成）

① 頚部痛

頚部機能障害質問票（NDI）は，ODI を参考にして頚部痛用に改編作成されたものである．そのほか，むち打ち関連障害（whiplash associated disorder：WAD）の重症度を評価するケベック WAD 分類，頚髄症の機能評価票として改定された日本整形外科学会頚部脊髄症評価質問票（JOACMEQ）などがある（p.41 参照）．

② 腰痛

ローランド・モリス機能障害質問表（RDQ）は国際的に最も使用されている腰痛質問票の一つで，歩く，立つ，家事をするなどの基本的 ADL を評価する．RDQ は国際標準値のほか，わが国における性別，年代別の標準値[7]も発表されており，臨床や研究に有用な質問票である．

日本整形外科学会腰痛評価質問票（JOABPEQ）は，従来の JOA 腰 score を改定したものである[19]．JOABPEQ は，腰椎機能障害，疼痛関連障害，歩行機能障害，心理的障害，社会生活障害の下位尺度からなり，各尺度とも 0 点に近づくほど障害が重篤と判断される．

③ 下肢痛，その他

下肢痛は移動や起居動作に影響することが多いため，それらの動作項目が含まれた質問票が多数存在する．上肢痛に関する質問票のほか，線維筋痛症や神経障害性疼痛など特定の痛みに関する質問票もある．

図 3

一般的身体機能・活動性，身体パフォーマンス

一般的身体機能・活動性

- 国際標準化身体活動質問表 IPAQ（International Physical Activity Questionnaire）
- MOS 36-Item Short Form Health Survey（SF-36）（5. 社会的・QOL 評価参照）
- Sickness Impact Profile（SIP）

身体パフォーマンス

❶活動性
- Timed Up and Go（TUG）
- 6 分歩行テスト（6MWT）
- 歩行（高速，快適速度，多種速度）
- アクチグラフィー（図 4 参照）

❷一般的身体機能
- 階段昇降テスト
- 椅子立ち上がりテスト（5 回連続立ち上がり時間，30 秒間立ち上がり回数）
- バランス（ホップテスト，ストークテスト：片足立ち腰椎伸展テスト）

❸身体パフォーマンス
- Short Physical Performance Battery（SPPB）
- Physical Performance Test（PPT）

行　動

痛み—行動日誌（図 5 参照）

（文献 18 を参照して作成）

痛みによって低下した身体機能・活動性や身体パフォーマンス，ADL，QOL は，痛み患者にとって痛みそのものよりも重大な問題であり，予後にも強く影響する．よって，一般的な身体機能や活動性を定量的に評価することは必須である．それとともに，身体機能や活動を規定する身体パフォーマンス能力を評価し，統合して解釈することも重要である．従来，着目されてきた痛みの部位の可動性や筋力など局所的な身体機能だけをみていると，痛みがあることで問題となり得る全身の機能・活動や身体パフォーマンス能力の問題を見落としてしまい，結果的に局所の対症療法に終始しやすくなる．

身体機能・活動性やパフォーマンス能力の評価には，TUG や 6 分歩行テスト（6MWT）の実測が世界的に最も多く使用されている．その他，アクチグラフィー（活動量計）による計測・解析，自記式の質問票，「痛み－行動日誌」の記録などによって評価できる（図 4，図 5 参照）．

これらの評価は，医療者だけでなく，患者自身による運動機能・活動レベルの把握や“気付き”に役立ち，患者によるセルフマネジメントの一助になることから，特に重要視される．

図4

身体活動量の評価　①活動量計

● 活動量計アクチグラフィー

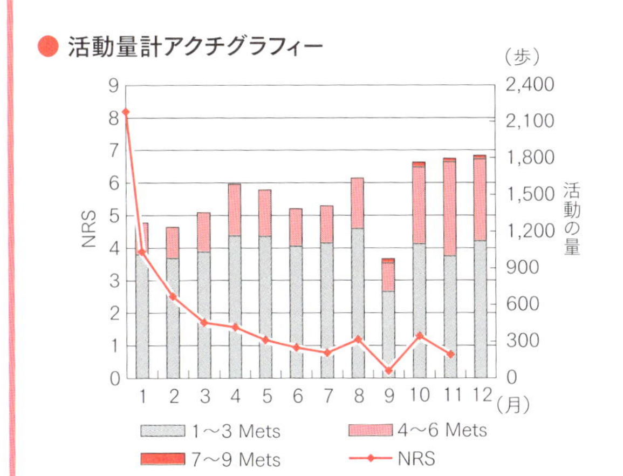

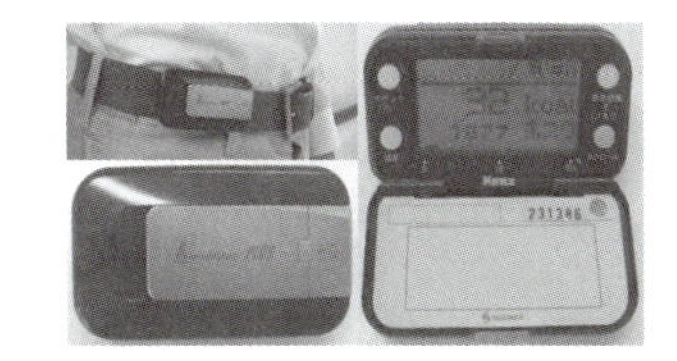

活動量計アクチグラフィー．アクセレロメータ（加速度計），万歩計，携帯電話などを使用し，特異的活動（立位，歩行，階段・坂道昇降，自転車など）のカウント / 分，距離，時間，歩数，カロリーで記録．

（文献7より引用改変）

- 地域在住高齢者118名（平均年齢：76.2歳）をPDAS得点のcut off値（10点）を基準に2群に分け，1週間の歩数，身体活動量を比較
- PDAS得点が10点以上の群は歩数や低強度・中等度の活動時間が有意に少ない

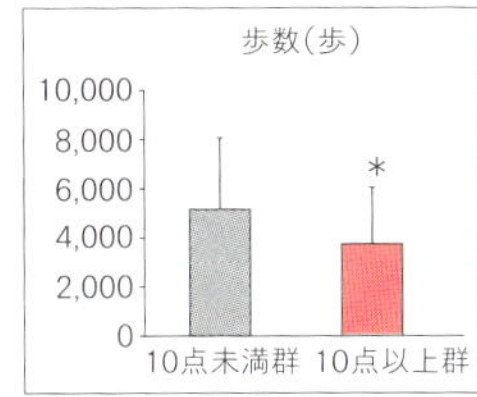

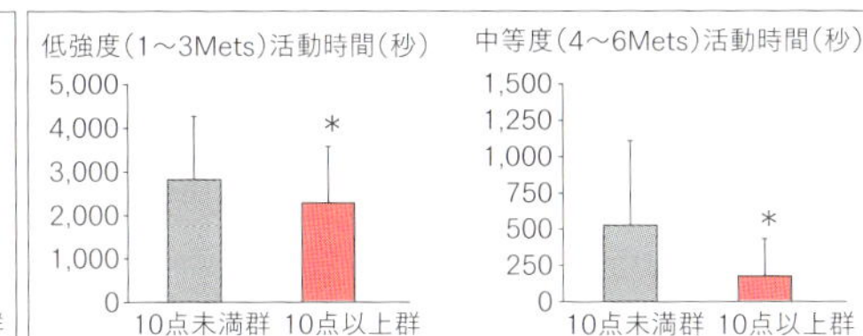

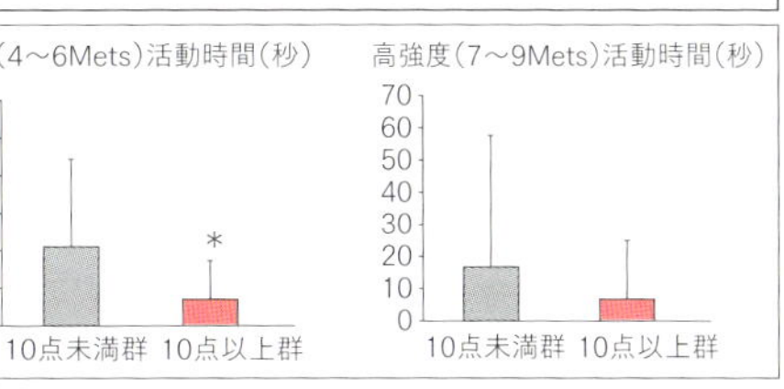

（文献17より引用改変）

アクチグラフィー（活動量計）や痛み－行動日誌の記録などによる身体活動量のセルフモニタリングは，患者に“気づき”をもたらすとともにフィードバック材料となることから，セルフマネジメントへの一歩として非常に重要な量的・質的根拠となる．また，活動量と痛みとの因果関係を検討することは，治療者側の効果判定としてだけでなく，“動くと痛くなる”といった患者の誤解や痛み認知を改善する（認知再構成）にも効果的に作用する．

痛みによるADL障害が身体活動量に及ぼす影響も報告されている．具体的には，地域在住高齢者118名の1週間の歩数と身体活動量をアクチグラフィーによって評価し，対象者をPDAS得点のcut off値（10点）を基準に2群に分け，比較されている[17]．この結果では，PDAS得点が10点以上の群で歩数や低強度（1～3 Mets相当）ならびに中等度（4～6 Mets相当）の活動時間が有意に少ないことが示されている[17]．つまり，痛みによるADL制限が身体活動性の低下，すなわち不活動を助長している可能性が示唆されている．

図5

身体活動量の評価　②IPAQ，行動日誌

IPAQ（International Physical Activity Questionnaire：国際標準化身体活動質問表）

- 国際的に最も使用されている活動量質問票．
- WHO の規定に基づき，高強度，中等度，低強度別に 1 週間あたりの活動時間を活動量として算出する．
- 厚生労働省の身体活動の推進においても，この活動量が表記されている．
- さまざまな推奨値や基準値と比べるには，それぞれの強度（METs）ごとに，時間を加算し，さらに 1 週間分の合計値（〇〇 METs・時 / 週）で表記する．

● **痛みー行動日誌**

痛みー行動日誌

日付	天気	痛み			薬（屯用）			運動	イベント
3/4（木）	曇（12℃）	2	0	1				4,000 歩 テレビ体操	友人とランチ，痛みのことを忘れている時間があった
3/5（金）	雨（10℃）	3	2	2	○			3,000 歩 ストレッチ 15 分	薬を飲んでも，痛みは特に変わらないよう…
3/6（土）	晴（15℃）	2	2	3			○	10,000 歩	ハイキングに行き，意外と歩けた．久しぶりに気分爽快
3/7（日）	曇（10℃）	4	2	1				3,000 歩 ストレッチ	足全体が筋肉痛，だけど病気の痛みとは違うことがわかった

（文献 3 より引用）

痛みの程度，服薬・医療処置の内容，天気や気温など身体内外の環境変化，活動量，特記すべきイベント（特にポジティブなイベント）などを記録する．

身体活動量を算出できる質問票として，国際標準化身体活動質問票（IPAQ）がある．IPAQ は，世界保健機関（WHO）が規定する代表的な活動量評価法で，国際的にも広く使用されており，その日本語版についても信頼性と妥当性が検証されている[20]．

具体的には，身体的にきついと感じるような，かなり呼吸が乱れるような「高強度」，身体活動や身体的にやや負荷がかかり，少し息がはずむような「中等度強度」，弱い運動の代表として「歩行」または同等の「低強度」のそれぞれ活動強度の 1 日の実施時間，ならびに 1 日の「不活動」時間についても聴取する内容になっている．IPAQ は，非常に簡便で汎用性に優れた質問票といえる．しかしながら，IPAQ の対象年齢は 18〜65 歳とされており，65 歳以上の高齢者に用いるのは難しいとされている．ただし，厚生労働省では，この IPAQ を基準として健康長寿のための推奨活動量を提示しており，汎用性はあるものと考えられる．

痛みー行動日誌は，痛みの強度や部位，服薬・医療処置の内容に終始することなく，活動量やポジティブなイベントを記録するよう指導する．ポジティブなイベントとは，“やってみたらできた”“完遂できなかったがトライしてみた”など，ゴールへ結びつき動機づけになるような，「適応行動」を記録するようトレーニングする．この記録は，自身の行動を言語化することで，患者へのフィードバックとともに，患者の認知再構成に役立ち，評価がそのまま治療に結びついていく．

COLUMN

RDQの標準値

ローランド・モリス機能障害質問表 RDQ
（Roland-Morris Disability Questionnaire）

	男性		女性	
	平均値	標準偏差	平均値	標準偏差
20代	2.12	3.19	2.39	3.33
30代	3.72	4.82	2.05	2.86
40代	2.10	3.40	3.62	5.05
50代	2.77	4.03	3.30	4.13
60代	5.27	5.88	4.82	5.08
70代	5.83	5.24	7.90	6.39

（文献7より引用）

・国際的に最も使用されている腰痛質問票の一つ.
・歩く，立つ，座る，服を着る，家事をするなどの基本的ADLに関する24項目よりなり，24点満点で評価する.
・わが国における性別，年代別の標準値も発表されている.

Chap. 2

COLUMN

JOABPEQの結果表記

日本整形外科学会腰痛評価質問票
JOABPEQ（JOA Back Pain Evaluation Questionnaire）

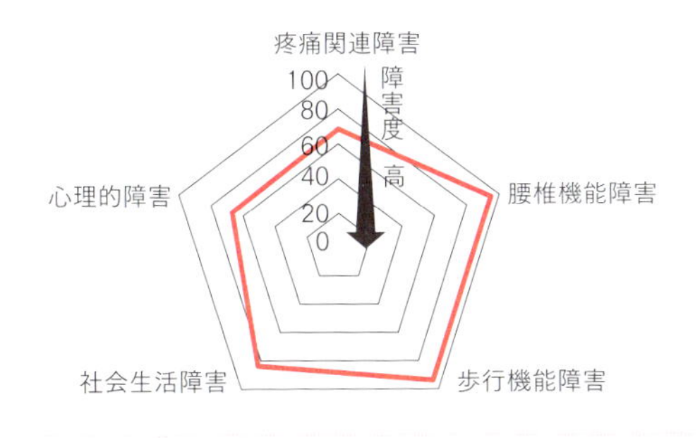

①疼痛関連障害，②腰椎機能障害，③歩行機能障害，④社会生活障害，⑤心理的障害の下位尺度に分けて，100点満点で評価する.

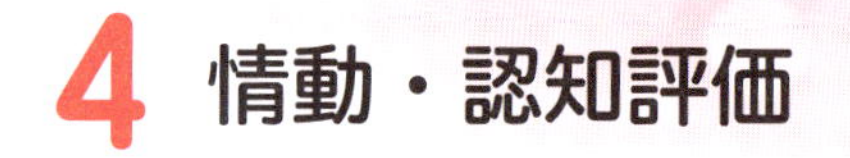

4 情動・認知評価

図 1

疼痛情動に関する評価　①HADS

痛みの情動評価

- Hospital Anxiety and Depression Scale（HADS）
- Profile of Mood States（POMS）
- ベック抑うつ質問票 BDI（Beck Depression Inventory）
- ミネソタ多面的人格目録 MMPI（Minnesota Multiphasic Personality Inventory）
- Symptom Check List 90-R（SCL-90R）
- Center for Epidemiologic Studies Depression Scale（CES-D）
- State-Trait Anxiety Inventory（STAI）
- Brief Scale for Psychiatric Problems in Orthopaedic Patients（BS-POP）

（文献 18 を参照して作成）

HADS（Hospital Anxiety and Depression Scale）

・不安と抑うつの各 7 項目について，各々で評点化し評価する．
・各 28 点満点で，0～7 点を「negative（不安または抑うつなし）」，8～10 点を「doubtful（疑い）」，11～21 点を「definite（確定）」と判断する．

- 慢性疼痛患者 43 名（平均年齢：58.2 歳）に認知行動療法を行い，介入前と 1 年後で HADS の不安・抑うつ尺度の得点を比較
- 介入前は不安・抑うつ尺度とも doubtful（疑わしい）を超えていたが，1 年後はいずれも有意に減少

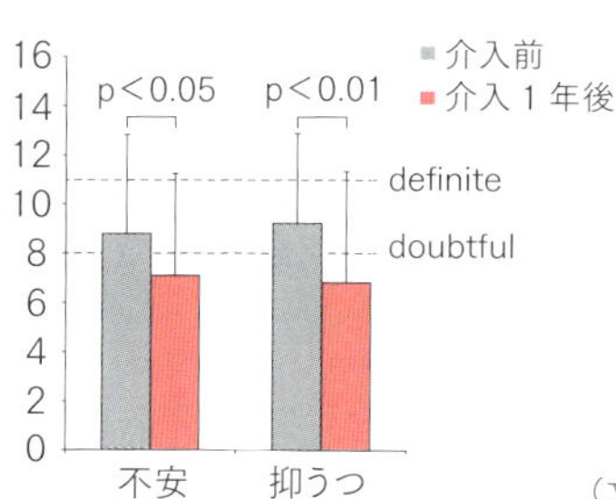

（文献 23 より引用改変）

痛み患者の情動評価として，抑うつや不安，恐怖など気分の変調を調べる質問票がある．

① HADS

HADS は「不安」と「抑うつ」を尺度化する．HADS は，痛みに限定されるものではなく，一般的な「不安」と「抑うつ」について各々算定し，0～7 点を「negative（なし）」，8～10 点を「doubtful（疑い）」，11～21 点を「definite（確定）」と判断する[21]．痛みがあることで HADS の得点が高くなることが報告されている[22]．

また，難治性慢性疼痛患者を対象とした認知行動療法（Cognitive-Behavioral Therapy：CBT）の効果に関して，治療前の不安尺度が平均 8.8 点，抑うつ尺度が平均 9.1 点であったものが，1 年間の CBT により両尺度とも有意に減少し，definite（確定）の患者数も有意に減少したと報告された[23]ことから，HADS は治療効果判定にも利用できる．一方，HADS の評点は短期のイベント前後で大きく変化するものでなく，数ヵ月程度の間隔をあけて評価するのが望ましいかもしれない．

図2

疼痛情動に関する評価　②STAI，POMS

状態-特性不安検査 STAI（State-Trait Anxiety Inventory）

- ①状態不安（ある状況下で不安を喚起する事象に対する一過性の反応，変動する“状態としての不安”：A-State）と②特性不安（個人の不安体験に対する比較的安定した反応傾向や“性格としての不安”：A-trait）について，別々に評点化する自己評価式質問紙法．
- 状態不安，特性不安とも各20問，合計40問からなり，4段階評価で両尺度とも合計80点満点で評点化し，スコアが大きいほど高い不安度を示す．
- cut off値は特性不安：男性44点，女性45点以上，状態不安：男性41点，女性42点以上が高不安ライン．

POMS（Profile of Mood States）

- 「緊張」「抑うつ」「怒り」「活気」「疲労」「混乱」の6尺度から最近の気分や感情の状態を評価する自己評価式質問紙法．
- 気分・感情を表す65項目の質問に過去1週間にどれくらい当てはまるかを0～4点で評価する．65項目中58項目が6つの気分尺度
  ①T-A：緊張－不安（Tension-Anxiety）…「気がはりつめる」「不安だ」などの9項目，合計得点は0～32点
  ②D：抑うつ－落ち込み（Depression-Dejection）…「ゆううつだ」など15項目，合計得点は0～60点
  ③A-H：怒り－敵意（Anger-Hostility）…「怒る」「すぐけんかしたくなる」など12項目，合計得点は0～48点
  ④V：活気（Vigor）…「生き生きする」など8項目，合計得点は0～32点
  ⑤F：疲労（Fatigue）…「ぐったりする」など7項目，合計得点は0～28点
  ⑥C：混乱（Confusion）…「頭が混乱する」など7項目，合計得点は0～24点
  に分類され，残りの7項目（L尺度）はいずれの気分尺度の採点にかかわらない・評価にも用いられない．

Chap. 2

① STAI

不安とは，一過性の気分としての不安状態〔ある状況下で大きく変動する「状態不安」：state-anxiety（A-State）〕と不安に陥りやすい性格としての不安特性〔ある個人において比較的一定している性格の「特性不安」：trait-anxiety（A-Trait）〕に二分できる．古くはA-Traitのみの評価が多かったようである．STAIは，状態不安と特性不安のいずれもが測定できる尺度として開発された[24]．

 POMS

POMSは，緊張－不安（Tension-Anxiety，「気がはりつめる」「不安だ」などの9項目），抑うつ－落ち込み（Depression-Dejection，「ゆううつだ」などの15項目），怒り－敵意（Anger-Hostility，「怒る」「すぐけんかしたくなる」などの12項目），活気（Vigor，「生き生きする」など8項目），疲労（Fatigue，「ぐったりする」などの7項目），混乱（Confusion，「頭が混乱する」などの7項目）からなり，さまざまな気分を尺度化できる[25]．

図3

疼痛認知に関する評価　①PCS

痛みの認知評価

- Pain Catastrophizing Scale（PCS）
- Tampa Scale for Kinesiophobia（TSK）
- Fear-Avoidance Beliefs Questionnaire（FABQ）
- Chronic Pain Self Efficacy Scale
- Pain Self-Efficacy Questionnaire（PSEQ）
- Pain Coping Questionnaire

（文献18を参照して作成）

PCS（Pain Catastrophizing Scale）

・反芻，拡大視，無力感の3下位尺度に分け評価することもできる．

・特定のイベント前後でも変化する．　・急性期には反芻が，慢性化するほど無力感が強まる傾向．

- 健常者449名（平均年齢：20.0歳）と慢性疼痛患者71名（平均年齢：47.7歳）のPCSの下位尺度の得点を比較
- 慢性疼痛患者はすべての下位尺度の得点が高い

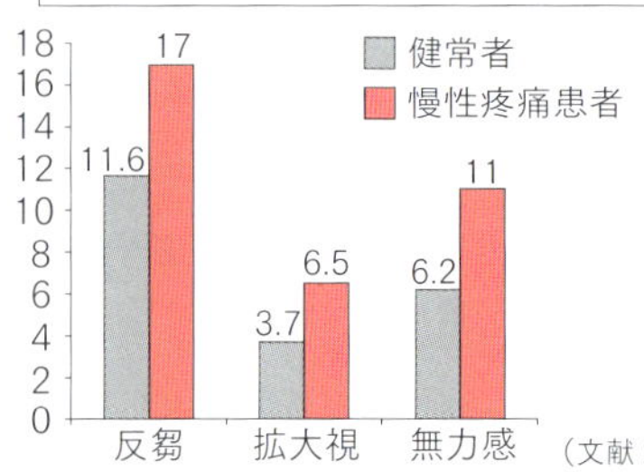

（文献26，27を参照して作成）

- TKA術後患者50名（平均年齢：74.8歳）を対象に術後3・5週目，3ヵ月目にPCSを評価し，その下位尺度の得点とVASの相関関係を検討
- 術後の経過が長くなると，反芻や無力感とVASとの相関関係が強くなる

	反　芻	拡大視	無力感
術後3週	0.52**	0.33*	0.41**
術後5週	0.64**	0.43**	0.40*
術後3ヵ月	0.91*	0.52*	0.87**

*：$p<0.05$，**：$p<0.01$　　（文献28を参照して作成）

痛み患者の認知評価として，痛みの捉え方，痛みに対する考え方・信念とそれに影響する破局的思考，運動恐怖，恐怖回避思考，自己効力感，痛みや疼痛関連ストレスに対する対処方略・能力（coping strategy/skill）などを調べる質問票がある[3,4]．

① PCS

PCSは，痛み患者の破局的思考を評価する質問票である．総体的には合計52点満点で評点されるが，3つの下位尺度として「反芻」（問1，8，9，10，11），「無力感」（問2，3，4，5，12），「拡大視」（問6，7，13）に分けて評価することもできる．

慢性疼痛患者のPCS得点は，健常者と比べ，合計点でも全下位尺度でも高値を示すことが知られている．また，人工膝関節全置換術後のPCSと痛み強度（VAS）の関係をみると，術後いずれの時期でもPCSのすべての下位項目が痛み強度と相関関係にあるものの，術後の経過が長くなると反芻ならびに無力感と痛み強度との相関関係が強くなることも示されていることから，術後遷延痛は破局的思考から恐怖回避傾向を強める可能性が考えられる[28]．さらに，痛みの強度や機能障害との関係性が多数報告されており[29,30]，特に急性期の破局的思考の程度が痛みの慢性化や機能障害と関係するといわれている[31]ことから，急性期から情動・認知面について適切に評価し対処する必要がうかがえる．

図 4

疼痛認知に関する評価　②TSK，PSEQ

TSK（Tampa Scale for Kinesiophobia）

・運動に対する恐怖感を 17～68 点で評価．cut off 値は 37 点．

- 非特異的慢性腰痛患者 142 名（平均年齢：52.3 歳）の TSK を評価
- TSK の平均得点は 45 点で cut off 値を超えており，あわせて評価した痛み強度（VAS）や ODI 得点も総じて高く，正の相関関係が認められる

評価項目	平均±標準偏差
TSK（17～68）	45.0 ± 4.9
VAS（0～100）	55.6 ± 21.8
ODI（0～50）	37.0 ± 19.1

（文献 33 を参照して作成）

PSEQ（Pain Self-Efficacy Questionnaire）

・自己効力感を 60 点満点で評価．41 点以上で高 SE，20 点未満で低 SE．

- 慢性疼痛患者 176 名（平均年齢：64.3 歳）の PSEQ を評価
- PSEQ の平均得点は 33 点で cut off 値（40 点）より低く，あわせて評価した SF-MPQ や PDAS，PCS の得点は総じて高く，負の相関関係が認められる

評価項目	平均±標準偏差
PSEQ（0～60）	33.1 ± 13.5
SF-MPQ（0～45）	10.0 ± 8.7
PDAS（0～60）	19.9 ± 15.0
PCS（0～52）	26.5 ± 12.2

（文献 34 を参照して作成）

1 TSK

慢性疼痛患者は，運動恐怖が強く，過剰な行動回避が痛み行動につながり，さらに不活動を惹起し，ADL の低下を招く．また，運動恐怖は，生活に支障をきたすだけでなく，リハビリテーションを含めた疼痛医療の障壁にもなっている．TSK は運動器の慢性疼痛全般に適用できる評価尺度として開発された[32]．18 歳以上で 6 週間以上腰痛が持続する非特異的腰痛患者を対象とした報告では，TSK の平均得点が cut off 値を超えており，痛み強度（VAS）や ODI 得点と相関関係にあった[33]．つまり，運動恐怖は痛みの程度や痛みによる ADL 制限に影響すると考えられる．

PSEQ

自己効力感が高いほど痛みの強度が低く，慢性疼痛患者では自己効力感が低下している．PSEQ は日本語版の信頼性・妥当性も検証されている[34]．16 歳以上で 6ヵ月以上痛みが持続する外来通院患者を対象とした報告では，PSEQ の平均得点が低く，SF-MPQ の合計得点や PDAS 得点，PCS 得点と負の相関関係にあった[34]ことから，自己効力感が痛みの強度や機能障害に影響すると考えられる．また，亜急性期までは恐怖回避思考が仕事復帰に影響するが慢性期になると抑うつや自己効力感のほうが痛みや機能障害に影響すること[35]，慢性疼痛患者の自己効力感と痛みの強度，機能障害，抑うつとが関連すること[36]，自己効力感が低いほど歩行速度が遅いこと[37]，自己効力感の程度が将来的な機能障害の予測因子になること[38]などが報告されている．

5 社会的・QOL評価

図1

社会的・QOL評価　①SF-36

健康観・QOL評価

- SF-36（MOS 36-Item Short Form Health Survey）
- EQ-5D（EuroQol 5 Dimension）
- WHOQOL（WHO Quality of Life）

（文献13を参照して作成）

SF-36（MOS 36-Item Short Form Health Survey）
①身体機能，②日常役割機能（身体），③日常役割機能（精神），④全体的健康観，⑤社会生活機能，⑥痛み，⑦活力，⑧心の健康，といった8因子を評価．

- 健常者41名（平均年齢：33.3歳）と線維筋痛症患者51名（平均年齢：35.5歳）のSF-36の下位尺度の得点を比較
- 社会的生活機能を除き，ほかの下位尺度の得点は線維筋痛症患者が有意に低値を示している

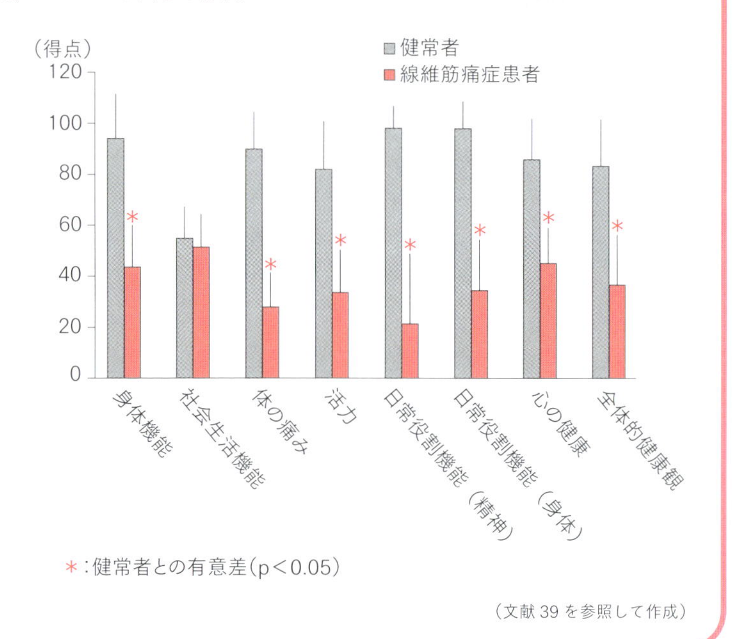

（文献39を参照して作成）

社会的要因や健康観，QOLの評価として，EQ-5D，SF-36，WHOQOLなどがある．

① SF-36

SF-36は，健康状態，機能状態に関する包括的尺度であり，年齢（対象は16歳以上），疾患や治療法に関係なく，健康に関連したQOLを評価でき，国際的に広く活用されているとともに，わが国の国民標準値が発表されており，比較検討が可能である．

線維筋痛症患者を対象とした報告によると，下位尺度のうち「社会生活機能」以外の7項目すべてが健常者よりも有意に低値を示し，明らかにQOLが低下していることが見てとれる[39]．ただし，SF-36は，版権の問題で自由に使用することができず，この点が臨床で普及しづらい問題かもしれない．

図2

社会的・QOL 評価　② EQ-5 D

EQ-5D（EuroQol 5 Dimension）日本語版
健康状態の QOL を定量的に評価する5項目：①移動の程度，②身の回りの管理，③普段の活動，④痛み/不快感，⑤不安/ふさぎ込み　からなる質問票[40]．

EQ-5D-3L
従来バージョンの EQ-5D-3L は，英語版が 1990 年に開発され，日本語版は 1997 年に完成，認定された（土屋ら）．

視覚評価法（Visual Analog Scale：VAS）温度計に似た線分を使って健康状態を評価
＋
5項目法
5項目の健康状態を各3水準(段階）で表現し，換算表にて 243 の健康状態として尺度化

→

EQ-5D-5L
新バージョンの EQ-5D-**5L** は，従来バージョンの課題解決のために,2015年に改定された（池田ら）．

5項目法
健康状態は5項目のまま，各**5水準**で表現，評価するように変更し，新たな換算表にて尺度化

課題：3分しかできないため感度が不十分，回答が高得点に集まる天井効果が課題であった．

社会参加に関する評価

- Sickness Impact Profile（SIP）
- Nottingham Health Profile
- Craig Handicap Scale & Reporting Techniques（CHART）
- Community Integration Questionnaire（CIQ）
- WHO Disability Assessment Schedule ver.2.0（WHO DAS 2.0）
- Work Limitations Questionnaire（WLQ）

（文献 18 を参照して作成）

Chap. 2

① EQ-5 D

近年，SF-36 に代わり，使用自由度の高い EQ-5 D と呼ばれる健康関連 QOL 評価が用いられることが多くなっている．旧来の各項目を3水準（1〜3点）で評価する EQ-5 D では，表現できる結果が「11111」から「33333」までの $3^5 = 243$ 通りであり，この結果を換算表に用いてスコア化する[41]．各項目を5水準（1〜5点）で評価する EQ-5 D-5L も開発され，その場合，「11111」から「55555」までの結果を換算表にてスコア化し，これまでより詳細な区分けが可能となる[42]．

② 社会参加の評価

社会参加については，「社会参加を構成するものの評価」として SIP や Nottingham Health Profile,「ICIDH モデルを実行するための評価」として CHART や CIQ,「社会参加概念を含む ICF に沿った評価」として WHODAS 2.0,「社会参加の特有な側面に対応した評価」として WLQ などがある[3]．

③ 社会的要因の問診

社会的要因に関しては質問票だけでなく，問診にて家族構成，成育歴，ライフスタイル，学歴・職歴，仕事内容・就労状況，社会的役割，睡眠，食欲・体重変化，嗜好品，補償や訴訟の有無，治療への期待感・依存度など，必要に応じた項目について確認する必要がある．

COLUMN

国際疼痛学会（IASP）による最新のリハビリテーション評価ポイント

国際疼痛学会（IASP）より2018年に改定発表された「IASP Curriculum Outline on Pain for Physical Therapy」[43)]の「Pain Assessment and Measurement」には，以下が掲げられた．

❶批判的検査，信頼性・妥当性のある評価測定
- 疼痛強度・重篤度（例：NRS，VAS，BPI，部位，侵害受容性・神経感作性・神経障害性など種類）
- 身体機能と機能・能力障害（6分歩行テスト，ODI，Örebro Musculoskeletal Pain Questionnaire）
- 精神物理学的測定・QST（疼痛閾値），自律神経応答測定（例：皮膚コンダクタンス）
- 心理的因子（例：PCS，恐怖回避尺度，抑うつ，不安，ストレス尺度，PSEQ）
- 社会因子（例：社会的支援ネットワークやPDIで見る社会環境，社会参加）
- 患者中心因子（問診によるもの，例：性，年齢，文化，痛みに関する信念，期待度，対処方略，影響）
- 少数人口（例：コミュニケーション・バリア，認知障害，敏感な文化背景）

❷社会的，環境的（職場・家庭），組織的関係または痛みの評価に影響する個人的因子の特定・分析

❸生物心理社会的領域で患者にとっての優先度や疼痛関連ゴールを決定するための患者参加型アプローチ

❹急性，慢性移行期，再発，慢性疼痛間の差の特定・分析

❺解釈，批判的評価（信頼性，妥当性，反応性），スクリーニング機器により
- 慢性疼痛を増悪させるリスクファクター
- 急性痛から慢性疼痛への移行時に反応するものとしないもののサブグループの特定

❻信頼できるスクリーニングツールと適切な効果判定による各時点（初診時，治療中，終診時）での痛みマネジメント効果の観察，および必要に応じたマネジメントプランの調節

❼評価時の共感と患者参加型コミュニケーションの理解と適用

文　献

1）Vlaeyen JW, Linton SJ：Fear-avoidance and its consequences in chronic musculoskeletal pain：a state of the art. Pain 85：317-332, 2000.
2）Meeus M, Nijs J, Wilgen PV, et al：Moving on to Movement in Patients with Chronic Joint Pain. IASP Pain Clinical Updates 24, 2016. http://iasp.files.cms-plus.com/AM/Images/PCU/PCU%2024-1.Meeus.WebFINAL.pdf
3）松原貴子：痛みのリハビリテーション．“痛みの集学的診療：痛みの教育コアカリキュラム”日本疼痛学会痛みの教育コアカリキュラム編集委員会 編，真興交易医書出版部，pp153-168，2016.
4）城由起子，松原貴子：痛みの評価．Pain Rehabilitation 5：18-21，2015.
5）松原貴子，城由起子，下　和弘：ペインリハビリテーションの概念．麻酔 64：709-717，2015.
6）松原貴子，下　和弘，坂野裕洋，他：背部痛．理学療法診療ガイドライン．理学療法学 42：455-461，2015.
7）松原貴子：臨床で活用されている痛みの評価．松原貴子，他 著，“ペインリハビリテーション”三輪書店，pp249-286，2011.
8）Melzack R：The McGill Pain Questionnaire：major properties and scoring methods. Pain 1：277-299, 1975.
9）Melzack R：The short-form McGill Pain Questionnaire. Pain 30：191-197, 1987.
10）青山　宏，山口真人，熊野宏昭，他：SF-MPQ からみた慢性疼痛の鑑別診断．慢性疼痛 17：72-75，1998.
11）Yamaguchi M, Kumano H, Yamauchi Y, et al：The development of a Japanese version of the short-form McGill Pain Questionnaire. 日本ペインクリニック学会誌 14：9-14, 2007.
12）Morimoto Y, Kondo Y, Shimosako J, et al：Investigation of pain in hip disease patients before and after arthroplasty. J Phys Ther Sci 23：535-538, 2011.
13）Kong JT, Schnyer RN, Johnson KA, et al：Understanding central mechanisms of acupuncture analgesia using dynamic quantitative sensory testing：a review. Evid Based Complement Alternat Med. doi：10.1155/2013/187182, 2013.
14）Arendt-Nielsen L, Yarnitsky D：Experimental and clinical applications of quantitative sensory testing applied to skin, muscles and viscera. J Pain 10：556-572, 2009.
15）Lewis GN, Rice DA, McNair PJ：Conditioned pain modulation in populations with chronic pain：a systematic review and meta-analysis. J Pain 13：936-944, 2012.
16）有村達之，小宮山博朗，細井昌子：疼痛生活障害評価尺度の開発．行動療法研究 23：7-15，1997.
17）平瀬達哉，片岡英樹，井口　茂，他：地域在住高齢者の痛みによる日常生活活動制限に影響を及ぼす因子の検討．日本運動器疼痛学会誌 6：99-106，2014.
18）Taylor AM, Phillips K, Patel KV, et al：Assessment of physical function and participation in chronic pain clinical trials：IMMPACT/OMERACT recommendations. Pain 157：1836-1850, 2016.
19）日本整形外科学会（編）：JOABPEQ，JOACMEQ マニュアル．南江堂，2012.
20）村瀬訓生，勝村俊仁，上田千穂子，他：身体活動量の国際標準化― IPAQ 日本語版の信頼性，妥当性の評価．厚生の指標 49：1-9，2002.
21）八田宏之，東あかね，八城博子，他：Hospital Anxiety and Depression Scale 日本語版の信頼性と妥当性の検討―女性を対象とした成績―．心身医学 38：309-315, 1998.
22）Bouhassira D, Letanoux M, Hartemann A：Chronic pain with neuropathic characteristics in diabetic patients：a French cross-sectional study. PLoS One 8：e74195, 2013.
23）松永美佳子，柴田政彦，中尾和久，他：Hospital Anxiety and Depression Scale（HAD 尺度）は慢性疼痛に対する認知行動療法の効果判定に有用である．日本ペインクリニック学会誌 11：100-106，2004.
24）岩本美江子，百々栄徳，米田純子，他：状態―特性不安尺度（STAI）の検討およびその騒音ストレスへの応用に関する研究．日本衛生学雑誌 43：1116-1123, 1989.
25）横山和仁（編著）：POMS 短縮版　手引と事例解説．金子書房，2005.
26）松岡紘史，坂野雄二：痛みの認知面の評価：Pain Catastrophizing Scale 日本語版の作成と信頼性および妥当性の検討．心身医学 47：95-102，2007.
27）水野泰行，福永幹彦：慢性疼痛患者の改善度予測と並行して変動する痛み指標の検討．日本心療内科学会誌 16：221-226，2012.
28）平川善之，原　道也，藤原　明，他：術後痛の慢性化に影響する認知的・精神的因子の検討．PAIN RESEARCH 28：23-32，2013.
29）Turner JA, Jensen MP, Warms CA, et al：Catastrophizing is associated with pain intensity, psychological distress, and pain-related disability among individuals with chronic pain after spinal cord injury. Pain 98：127-134, 2002.
30）Martínez MP, Sánchez AI, Miró E, et al：The Relationship between the fear-avoidance model of pain and personality traits in fibromyalgia patients. J Clin Psychol Med Settings 18：380-391, 2011.
31）Wertli MM, Eugster R, Held U, et al：Catastrophizing-a prognostic factor for outcome in patients with low back pain：a systematic review. Spine J 14：2639-2657，2014.

32）松平　浩，犬塚恭子，菊池徳昌，他：日本語版 Tampa Scale for Kinesiophobia（TSK-J）の開発：言語的妥当性を担保した翻訳版の作成．臨床整形外科 48：13-19，2013.
33）Wei X, Xu X, Zhao Y, et al：The Chinese version of the Tampa Scale for Kinesiophobia was cross-culturally adapted and validated in patients with low back pain. J Clin Epidemiol 68：1205-1212, 2015.
34）Adachi T, Nakae A, Maruo T, et al：Validation of the Japanese version of the pain self-efficacy questionnaire in Japanese patients with chronic pain. Pain Med 15：1405-1417, 2014.
35）Wertli MM, Rasmussen-Barr E, Held U, et al：Fear-avoidance beliefs-a moderator of treatment efficacy in patients with low back pain：a systematic review. Spine J 14：2658-2678, 2014.
36）Arnstein P, Caudill M, Mandle CL, et al：Self efficacy as a mediator of the relationship between pain intensity, disability and depression in chronic pain patients. Pain 80：483-491, 1999.
37）Marcum ZA, Zhan HL, Perera S, et al：Correlates of gait speed in advanced knee osteoarthritis. Pain Med 15：1334-1342, 2014.
38）Asghari A, Nicholas MK：Pain self-efficacy beliefs and pain behaviour. A prospective study. Pain 94：85-100, 2001.
39）Akkaya N, Akkaya S, Atalay NS, et al：Relationship between the body image and level of pain, functional status, severity of depression, and quality of life in patients with fibromyalgia syndrome. Clin Rheumatol 31：983-988, 2012.
40）Tsuchiya A, Ikeda S, Ikegami N, et al：Estimating an EQ-5D population value set：the case of Japan. Health Econ 11：341-353, 2002.
41）西村周三，土屋有紀，久繁哲徳，他：日本語版 EuroQol の開発．医療と社会 8：109-123，1998.
42）池田俊也，白岩　健，五十嵐中，他：日本語版 EQ-5D-5L におけるスコアリング法の開発．保健医療科学 64：47-55，2015.
43）IASP：IASP Curriculum Outline on Pain for Physical Therapy. 2018, https://www.iasp-pain.org/Education/CurriculumDetail.aspx?ItemNumber=2055

Chapter 3

痛みのマネジメント

1 急性痛に対するリハビリテーション

図 1

急性痛から波及するさまざまな問題

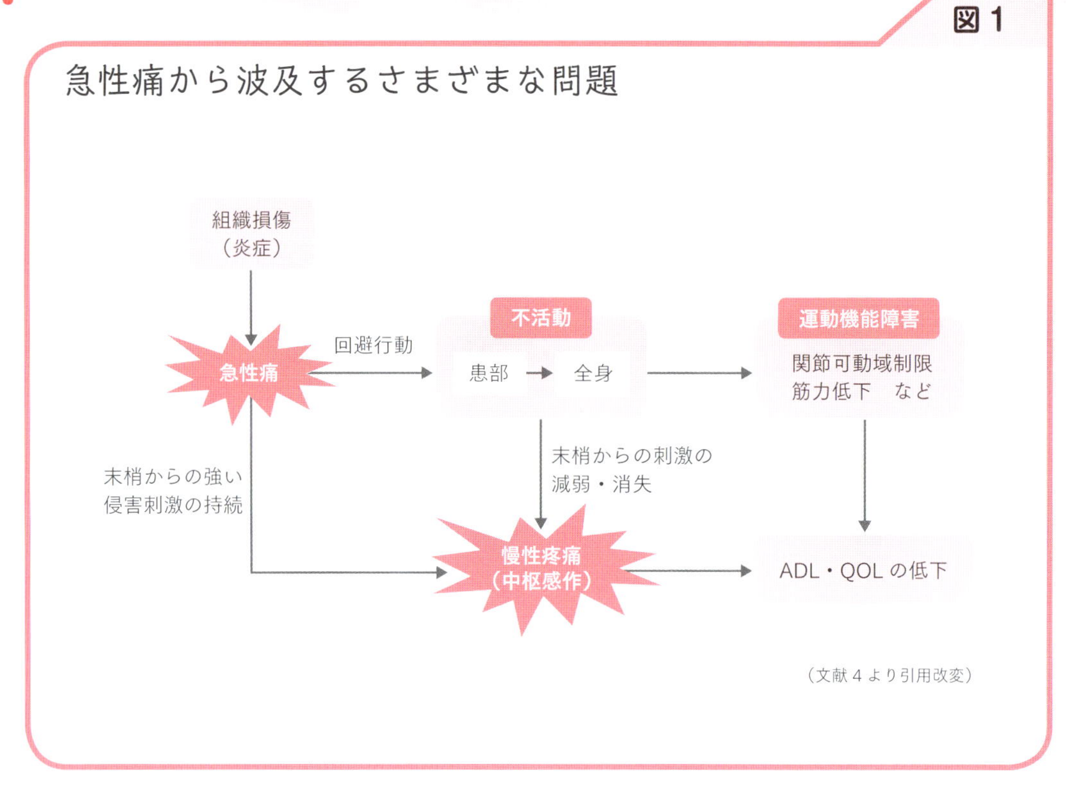

（文献 4 より引用改変）

急性痛とは，組織損傷やその後の炎症を契機とした侵害受容に伴う痛みであり，生体にとっては不可欠な反応で，警告信号として重要な意義がある．一般に，急性痛は組織損傷から 3〜6ヵ月以内に認められる痛みを指し，損傷部位の治癒とともに寛解することが多い[1]．しかし，急性痛の程度が著しく，それに伴う強い侵害刺激が持続すると，中枢感作が惹起され，慢性疼痛に発展することがある[1,2]．

また，急性痛が認められる時期には，痛みそのものの発生を回避する目的で，損傷部位周辺の患部あるいは全身の運動を制限する回避行動をとることが多い．しかし，これが過度な場合は末梢組織が不活動に曝される．その結果，末梢組織からの刺激が減弱・消失することでも，中枢感作が惹起され慢性疼痛に発展することがある[2]．実際，動物実験ではあるが，ラット膝関節炎発生直後から患部の運動を制限する目的でギプス固定を行い，不活動に曝すと患部である膝関節の痛みのみならず，遠隔部にあたる足底の二次性痛覚過敏が持続することが確かめられている[3]．このように，組織損傷が契機となることの多い運動器疼痛は通常は急性痛が主であるが，安静も含めて患部あるいは全身の不活動が惹起されると慢性疼痛に発展する可能性がある[4]．

加えて，不活動は二次的に関節可動域制限や筋力低下などの運動機能障害を引き起こし，結果的に ADL や QOL の低下など，その問題は拡大する[4]．

表1

急性痛に対するリハビリテーションの要点

急性痛に対するリハビリテーションの目的とそのポイント

目　的	ポイント	リハビリテーション戦略
●損傷部位の治癒を進める ●痛みを長引かせないように努める	●生物医学的アプローチに基づく損傷部位の治癒促進 ●最小限の安静と活動性の継続	●物理療法 （寒冷療法，レーザー療法，電気刺激療法，超音波療法など） ●感覚刺激入力 ●運動療法 （患部，患部以外，全身）

ペインリハビリテーション診療ガイドラインにおける急性痛のマネジメント

方　法	内容，留意点など
物理療法	・損傷部位の治癒促進と早期の疼痛管理のため，必要に応じて短期間（1週間～1ヵ月程度）
運動療法	・軽度の運動（歩行など） ・特別な活動的運動（筋力増強やストレッチングなど）は行わない ・筋リラクセーション ・漸増運動療法
活動・安静	・通常活動（仕事を含む）の維持 ・安静回避（必要であれば3日以内）
教育（助言・指導）	・reassurance（治療の意義と有効性，良好な予後などを説明し，安心感を与える） ・活動の継続と安静回避の指導・助言 ・アドヒアランス向上を目指す
その他	・徒手療法に関しては短期間，オプションとして併用（1週間～1ヵ月以内） ・装具療法は必要に応じて短期間

（文献6を参照して作成）

① 急性痛に対するリハビリテーションの目的

急性痛に対するリハビリテーションの目的は，損傷部位の治癒を進めるとともに，痛みを長引かせないように努め，慢性疼痛の発生を予防することにある[5]．そのため，生物医学的アプローチ，具体的には，物理療法を適用し，損傷部位の治癒を進める．

また，「痛いときには安静に」とよくいわれるが，過度な安静に伴う不活動の惹起は，関節可動域制限や筋力低下などの運動機能障害を引き起こすだけでなく，痛みの増強や新たな痛みとしての不活動性疼痛の発生など，痛みそのものに対しも悪影響を及ぼす．そのため急性痛のリハビリテーションでは，安静を最小限に留め，可能な範囲で身体活動性を継続させることが重要であり，その意味で運動療法の意義は大きい．

ただし，骨折などの治療として，ギプス固定や創外固定が施されている場合は，患部の運動が禁忌になることも多く，必然的に患部周囲の末梢組織は不活動に曝される．そして，これを契機に末梢組織からの刺激が減弱・消失すると慢性疼痛に発展することがある．その予防対策としては，末梢組織への感覚刺激入力が必要であり[4,7]，これをねらった各種の物理療法の適用も考慮すべきである．

2 リハビリテーションにおける急性痛のマネジメント

最近，各国の診療ガイドラインをもとに痛みに対するリハビリテーションのオーバービューが行われ，急性痛のマネジメントについて整理された[6]．

これによると，物理療法は損傷部位の治癒促進と早期の疼痛管理のために必要に応じて適用すべき方法としている．しかし，物理療法は受動的な治療であり，慢性疼痛に対する効果は期待できないことから，その適用は１週間～1ヵ月程度の短期間に留めるべきである．

次に，運動療法に関しては歩行などの軽度の運動から始め，漸増的に負荷量を上げていくことが推奨されており，運動促進の準備あるいはコンディショニングのために必要に応じて筋リラクセーションなどの適用も考慮すべきとされている．ただし，早期から活動的な運動や高負荷の運動を適用してしまうと，逆に痛みの増強や新たな痛みの発生を招く危険性もあるため，注意すべきである．

加えて，極力，仕事なども含めて通常の活動を維持し，安静を回避することは特に重要な点であり，医学管理上安静が必要な場合でも，その期間は３日以内に留めるべきとされている[6]．

さらに，痛みの自己管理方法や身体活動性の継続，運動の重要性，良好な予後，さらにはリハビリテーションの進行内容などに関する説明・助言といった患者教育は不可欠であり，各国のガイドラインなどでも強く推奨されている[6,8～10]．また，患者の発言を傾聴し，共感するといった基本的なことを十分に行うのも必要なことである．そして，これらを通して，患者に安心感（reassurance）を与えることは，不安などの情動的側面のみならず，急性痛そのものに対しても効果があるといわれている[11]．加えて，治療方針の決定について，患者自身が積極的に参加し，その決定に沿って治療を進めるといったアドヒアランスの向上を目指すことも重要な視点である[6]．

一方，これまで痛みに対するリハビリテーション戦略として多用されてきた印象のある徒手療法に関しては，急性痛発生後，１週間～1ヵ月以内の短期間に留めるべきであり，その適用自体もオプションとして考えるべきとされている[6]．また，装具療法に関しても必要に応じて，短期間の適用に留めるべきとされている[6]．

3 痛みの多面性を考慮したアプローチ

周知のように，痛みには感覚，情動，認知といった多面的な側面がある．通常，急性痛は感覚的側面が色濃い痛みではあるが，この時期に不安や抑うつといった情動的側面や破局的思考といった認知的側面に問題を抱えた患者は，痛みの訴えが強いだけでなく，慢性疼痛に発展しやすいといわれている[1]．つまり，急性痛の段階から精神心理面も含んだ多面的・包括的評価を実践し，痛みの病態把握に努めるとともに，その結果に基づく慢性疼痛の発生予防対策を展開する必要があるといえよう．

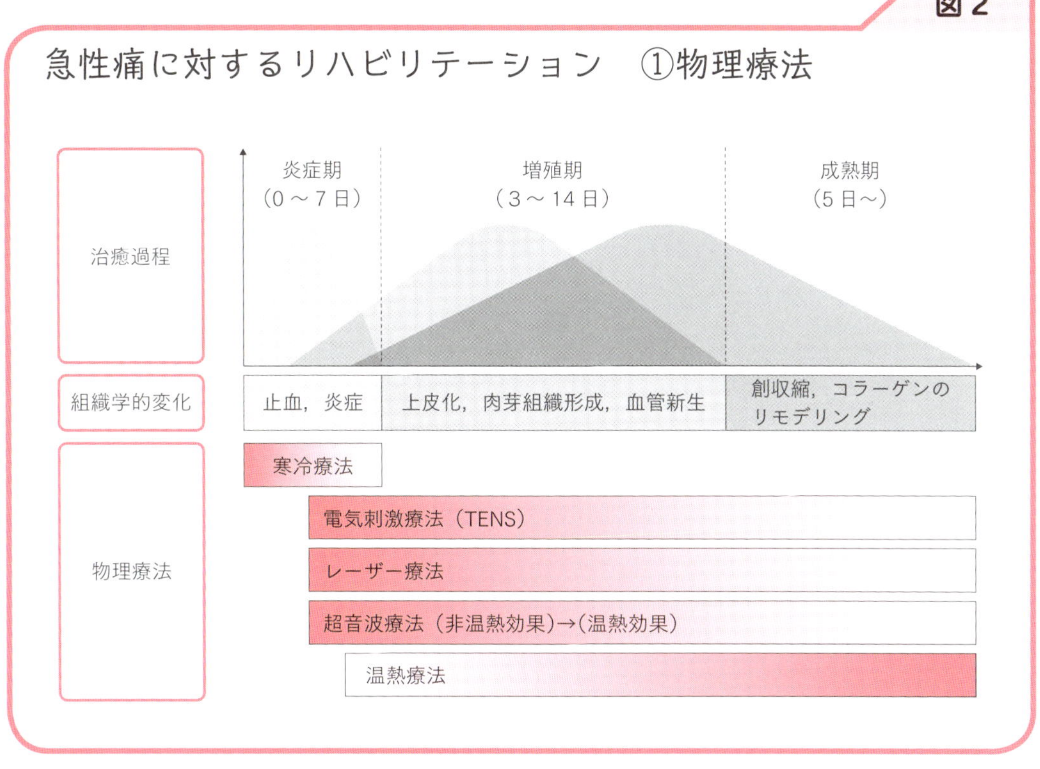

Chap. 3

物理療法には炎症軽減効果や組織修復効果があることから，その結果として，痛みの軽減効果が期待できる．そして，物理療法は組織損傷の治癒過程である炎症期，増殖期，成熟期それぞれの組織学的変化を促すことを目的に適用する必要があり，その概要は以下のとおりである[12)]．

① 炎症期における物理療法

炎症期における物理療法の目的は，炎症の軽減とそれに伴う痛みの軽減にある．適用できる方法としては，寒冷療法や電気刺激療法，レーザー療法，超音波療法などが挙げられる[12)]．

寒冷療法

寒冷療法は，血管収縮による血流低下や血管透過性低下，一次侵害受容ニューロンの興奮・伝導の低下といった作用があることから，炎症や痛みの軽減効果が期待できる．そして，これまでに人工股関節置換術後患者や人工膝関節置換術後患者を対象としたシステマティックレビューで有効性も確認されていることから[13, 14)]，急性痛に対する寒冷療法のエビデンスは高いといえる．

電気刺激療法

電気刺激療法のなかでも経皮的末梢神経電気刺激（transcutaneous electrical nerve stimulation：TENS）は，古くから痛みの軽減効果が期待できる物理療法として位置づけられており，そのメカニズムに関してはゲートコントロール理論（p.22 コラム参照）に基づいて整理されてきた．しかし，現在ではTENSが中脳水道灰白質（PAG）や延髄吻側腹内側部（RVM）の活性化を引き起こし，オピオイドやセロトニンなどといった痛みの抑制に関与する神経伝達物質の放出を促し，下行性疼痛抑制系を賦活化すると考えられている[15]．そして，これまでに術後痛に対する効果が数多く検証されており，痛みの軽減効果や鎮痛薬の使用量減少などの効果がシステマティックレビューで確認されている[16]．

レーザー療法

レーザー療法には，炎症性サイトカインの減少，血流増加による発痛物質の代謝促進，交感神経活動の抑制，下行性疼痛抑制系の賦活化といった作用があることから，炎症や痛みの軽減効果が期待できる．ただし，機器の特性上，局所の炎症にしか適用できず，システマティックレビューで痛みの軽減効果が確認されているのも皮膚損傷後や上腕骨外側上顆炎（いわゆるテニス肘）のみである[17, 18]．

超音波療法

非温熱効果をねらった低出力パルス超音波には，好中球やマクロファージの浸潤を抑制する効果[19]や炎症性サイトカインの減少[20]といった作用があることから，炎症や痛みの軽減効果が期待できる．しかし，これまでに肩峰下インピンジメント[21]，足関節捻挫[22]，腱板損傷[23]といった疾患を対象にシステマティックレビューが行われているが，いずれも効果は確認されていない．ただし，超音波療法の非温熱効果には，皮膚の角質層の浸透性を高めるキャビテーション効果というものがある[24]．これを利用したのがフォノフォレーシス療法であり，超音波伝導媒質と経皮薬を混和して低出力パルス超音波を照射することで，経皮薬の浸透性を促す方法である[24]．つまり，経皮抗炎症薬剤を患部に塗布して低出力パルス超音波を照射することで，炎症や痛みの軽減効果が期待できる．しかし，その臨床効果に関しては現段階では明らかになっておらず，今後の研究成果が待たれるところである．

2 増殖期・成熟期における物理療法

組織損傷の増殖期・成熟期における主な組織学的変化は，上皮化，肉芽組織形成，血管新生，創収縮，コラーゲンのリモデリングである．つまり，この時期における物理療法の目的は，これらの組織学的変化を促すとともに，運動療法を円滑に進めるための痛みの軽減が挙げられ，温熱療法や電気刺激療法，レーザー療法，超音波療法などが適用できる[12]．

温熱療法には，血管内皮細胞の活性化による血管新生促進効果や，血流増加とそれに基づく酸素・栄養素の供給による組織治癒促進効果が期待できる．ただし，温熱療法の適用にあたっては，患部の炎症徴候や血液生化学データの炎症マーカーである赤血球沈降速度（血沈速度）やC反応性タンパク（C-reactive protein：CRP）などを目安に進める必要がある．

電気刺激療法にも血流増加や細胞遊走作用などがあるとされており，組織治癒の促進が期待できる．あわせて，現在，TENSによる疼痛軽減のメカニズムに関しては下行性疼痛抑制系の賦活化と考えられていることから[15]，増殖期・成熟期といった時期に認められる痛みに対してもTENSは適用できる．

レーザー療法や超音波療法にも血管新生や線維芽細胞を活性化させる効果があることが知られており，特に後者のエビデンスは非常に高い．そのため，これらの物理療法の適用によって組織治癒の促進が期待できる．

③ その他の物理療法の活用

先にも述べたように，骨折などの治療としてギプス固定や創外固定が施されている場合は患部の運動が禁忌になることも多く，必然的に患部周囲の末梢組織は不活動に曝される．そして，これを契機に末梢組織からの刺激が減弱・消失すると不活動性疼痛が惹起され，慢性疼痛に発展することがある．そのため，予防対策としては末梢組織への感覚刺激入力の促通といったアプローチが必要であり，その手段として物理療法が活用できる[4]．実際，動物実験による実証研究もすでに報告されている[3,7]．具体的には，ラット足関節を底屈位でギプス固定した不活動性疼痛の実験モデルを用いて，不活動後早期から振動刺激装置や電気刺激装置，持続的他動運動（continues passive motion：CPM）装置などを用いた感覚刺激入力を促すと不活動性疼痛の発生を予防できることが確認されており，このような基礎研究の成果をふまえ，臨床では以下のような方法で実践している[4]．

たとえば，下腿骨折などでギプス固定が施され免荷が必要な場合でも，足指は解放されていることが多いことから，この部位に対して振動刺激を負荷したり，足指の把持運動などを行っている．また，手関節周囲の骨折でギプス固定などが施されている場合でも手指の運動は可能であることから，物体の認知課題などを行うとともに，日常生活においても可能な範囲で手指の使用を促している．加えて，患部の運動が許可されている場合は，CPM 装置などを用いて頻繁な関節運動を行っている．なお，各種の感覚刺激を入力する際は，痛みや不快な刺激になっていないか，患者の反応をみながら適用する必要がある．

Chap. 3

COLUMN

各種物理療法の生理学的作用とその効果

物理療法	生理学的作用	期待される効果
寒冷療法	神経伝導性の低下，感覚受容器の閾値上昇 血管収縮，血管透過性の低下 代謝抑制 筋紡錘の活動性低下	痛みの軽減 炎症の軽減 腫脹の軽減 筋スパズムの軽減
電気刺激療法	下行性疼痛抑制系の賦活化 筋ポンプ作用の促進 線維芽細胞の活性化・増殖促進，コラーゲン合成促進	痛みの軽減 循環の改善 創傷治癒の促進
レーザー療法	血管拡張，血流増加，血管新生 炎症性サイトカインの産生抑制 上皮化促進，線維芽細胞の活性化・増殖促進，コラーゲン合成促進	循環の改善 炎症の軽減，痛みの軽減 創傷治癒の促進
超音波療法	炎症細胞の浸潤抑制，炎症性サイトカインの産生抑制 線維芽細胞の活性化・増殖促進，コラーゲン合成促進 キャビテーション効果	炎症の軽減，痛みの軽減 創傷治癒の促進 細胞膜の透過性亢進（角質層の浸透性亢進）
温熱療法	血管拡張，血流増加，血管新生 代謝促進 リラクセーション	循環の改善，創傷治癒の促進 痛みの軽減 筋スパズムの軽減

図3

急性痛に対するリハビリテーション　②運動療法

患部に対する運動療法

CPM 装置を用いた他動関節運動

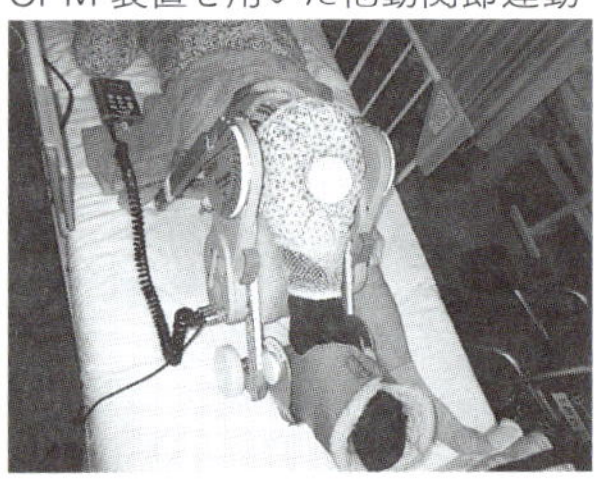

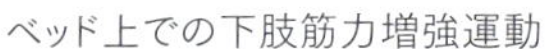

ベッド上での下肢筋力増強運動

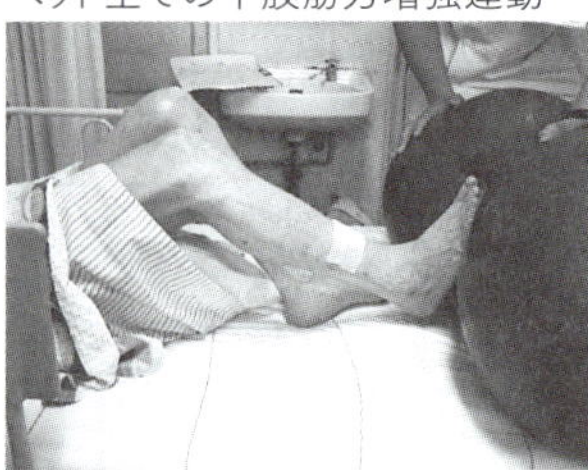

足指の把持運動

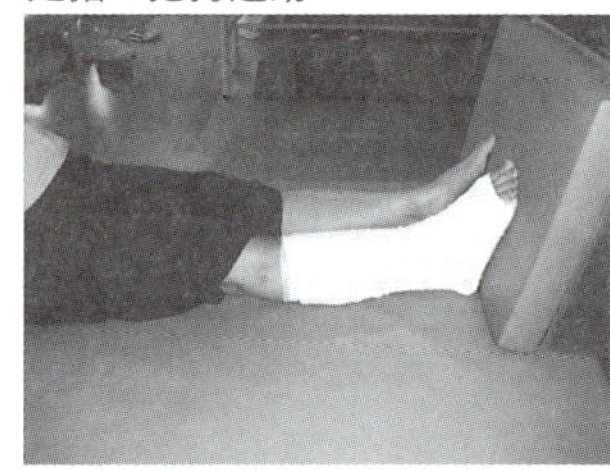

患部以外の部位に対する運動療法

臥位での四肢の運動

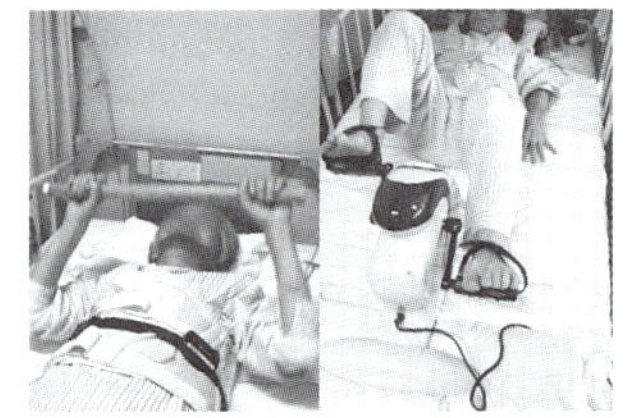

座位での上肢エルゴメーター運動やマシントレーニング

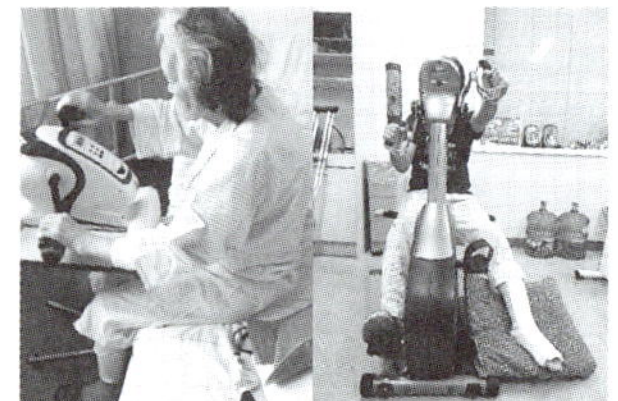

車椅子の自力駆動

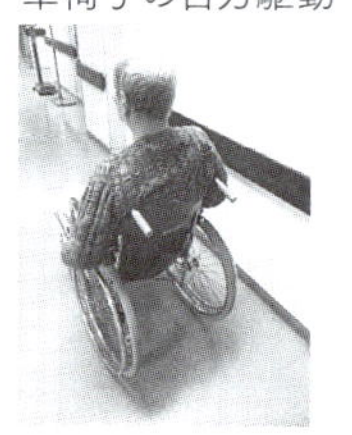

臨床では，骨折後のギプス固定など，損傷部位の治癒促進のための医学的処置として安静が必要な場合がある．また，患部の運動が許可されていても，急性痛が認められる時期は，痛みの発生の回避行動として，患者自身が患部ならびに全身の運動を制限していることが多い．しかし，過度な安静や回避行動は不活動を惹起し，これは二次的に運動機能障害を引き起こすだけでなく，不活動性疼痛の発生など，痛みそのものに対しても悪影響を及ぼす[4)]．実際，非特異的急性腰背部痛患者を対象としたシステマティックレビューでは，腰痛発生後はベッド安静よりも普段の身体活動を継続したほうが，腰痛の軽減や運動機能の回復に効果的であることが示されている[25)]．

さらに，痛みに対するリハビリテーションのオーバービュー[6)]においても，安静を回避し，日常生活を継続することが急性痛のマネジメントとして推奨されている．なお，重篤な痛みで安静が必要な場合でも，その期間は3日以内に留めるべきとされている[6)] (p.65 表1 参照)．

このように，急性痛が発生していても安静は最小限に留め，可能な限り身体活動性を継続することは，その後の痛みの軽減や運動機能ならびに ADL の維持・改善において重要で，運動療法の意義は大きいといえる．

① 患部に対する運動療法

ラット膝関節炎モデルを用いた動物実験

の結果では，関節炎発生直後から患部に対してCPM装置を用いた他動関節運動や電気刺激によって誘発させた大腿四頭筋の筋収縮運動を行うと，患部である膝関節の痛みのみならず，遠隔部にあたる足底の二次性痛覚過敏が早期に改善することが明らかになっている[3,26]．また，臨床研究においても人工膝関節置換術後患者を対象に行われた無作為化比較試験でCPM装置を用いた他動関節運動の痛みの軽減効果が確認されている[27]．

つまり，組織損傷直後であっても医学的処置としての患部の固定や安静が不要な場合は，痛みを誘発しないような強度・頻度で可能な限り運動を行い，不活動を回避する必要がある．このことは，慢性疼痛の発生予防対策としても重要といえよう．

② 患部以外の部位に対する運動療法

運動を行うことで気分の高揚や爽快感が得られることは古くから知られていたが，最近では痛みの軽減にも効果があることが明らかとなり，運動による疼痛抑制（exercise-induced hypoalgesia：EIH）として周知されるようになっている[28](p.78参照)．そして，EIHについては運動を行う部位だけでなく，運動を行っていない部位においても認められることが明らかになっている．また，継続的に運動を行うことで急性痛から慢性疼痛への移行を予防できる可能性も示されており，そのメカニズムには内因性オピオイド鎮痛系が関与するとされている[29]．加えて，一側後肢をギプス固定したラット不活動モデルを用いた動物実験の結果では，ギプス固定を施していない対側後肢と前肢によるトレッドミル走行運動を負荷することで，EIHが生じ，不活動性疼痛の発生を予防できることが明らかとなっている[30]．また，神経障害性疼痛モデルマウスを用いた動物実験の結果では，強制的な運動を行わせるよりも，自発的な運動を行うほうがEIHによる痛みの軽減効果は大きいことが明らかになっている[31]．

このように，医学的処置として患部の運動が禁忌となる場合や，過度な痛みなどのために患部の運動が困難な場合は，患部以外の部位の運動を検討すべきであり，実際の臨床においては以下のような方法での実践を試みている[4]．

たとえば，脊椎圧迫骨折のような一定期間の安静臥床が余儀なくされる場合でも，臥位で可能な四肢の運動を実践している．また，下肢の関節外科術後などで免荷が必要な場合は，座位での上肢エルゴメーター運動やマシントレーニングなどを実践している．加えて，ケースによっては主体的・能動的に運動を行うように促す患者教育も必要であり，たとえば，高齢者であっても車椅子を使用している場合はできるだけ自力駆動を実践するよう指導している．また，病室での時間の過ごし方や自主トレーニングの方法などについても指導・助言を行うようにしている．

このように，患部の運動が禁忌あるいは困難な場合でも患部以外の部位に対する運動療法を展開し，身体活動の維持・向上に努めることが重要であり，このことが患部の痛みの軽減や不活動性疼痛の発生予防，ひいては慢性疼痛の発生予防につながる可能性がある．しかしながら，この機序については現段階では明らかになっておらず，今後の研究成果が待たれるところである．

2 慢性疼痛に対するリハビリテーション

図 1

慢性疼痛に伴うさまざまな問題

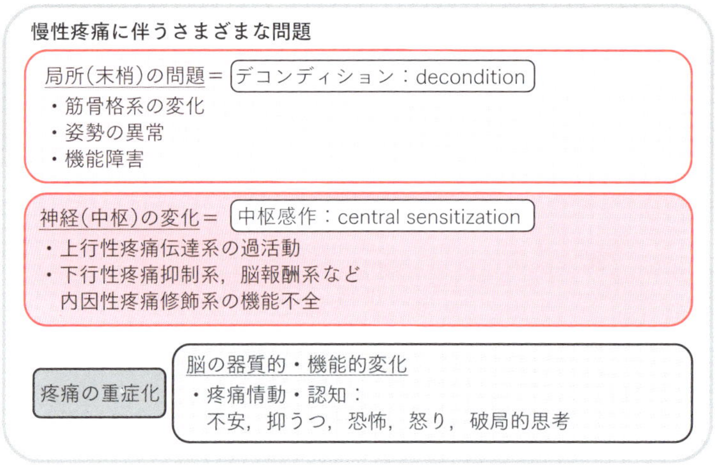

慢性疼痛は「組織の損傷が治癒するのに要する妥当な期間（通常 3ヵ月間）を超えて持続する痛み」とされ（IASP），生物学的意義はない．つまり慢性疼痛は，組織損傷に伴い生理的に生じる急性痛とは全く異なる病態である．

また，慢性疼痛患者は，痛み（感覚的側面）のみならず，抑うつ，不安，恐怖，怒りなどの情動的側面，破局的思考（catastrophizing），痛みに対する独自の信念（pain belief），恐怖回避思考（fear-avoidance belief），運動恐怖（kinesiophobia），自己効力感（self-efficacy）や対処方略・能力（coping strategy/skill）の低下といった認知的側面が複雑に影響しあう多面性を有する．さらに，そのような状態がもとで，慢性疼痛患者は休職や失職，休学・退学，家庭内や社会での役割喪失，趣味や楽しみの喪失など，活動制限や参加制約へと至る社会的側面の問題も併存し，QOLを著しく低下させている．

つまり，慢性疼痛は，痛みを訴える末梢局所の問題（変性や脆弱化）に加え，精神心理社会的要因による修飾を受けて顕在化し，さらに最近では，中枢感作のような神経系の可塑的変化が深く関与することが知られるようになった．

図2 慢性疼痛の治療アルゴリズム

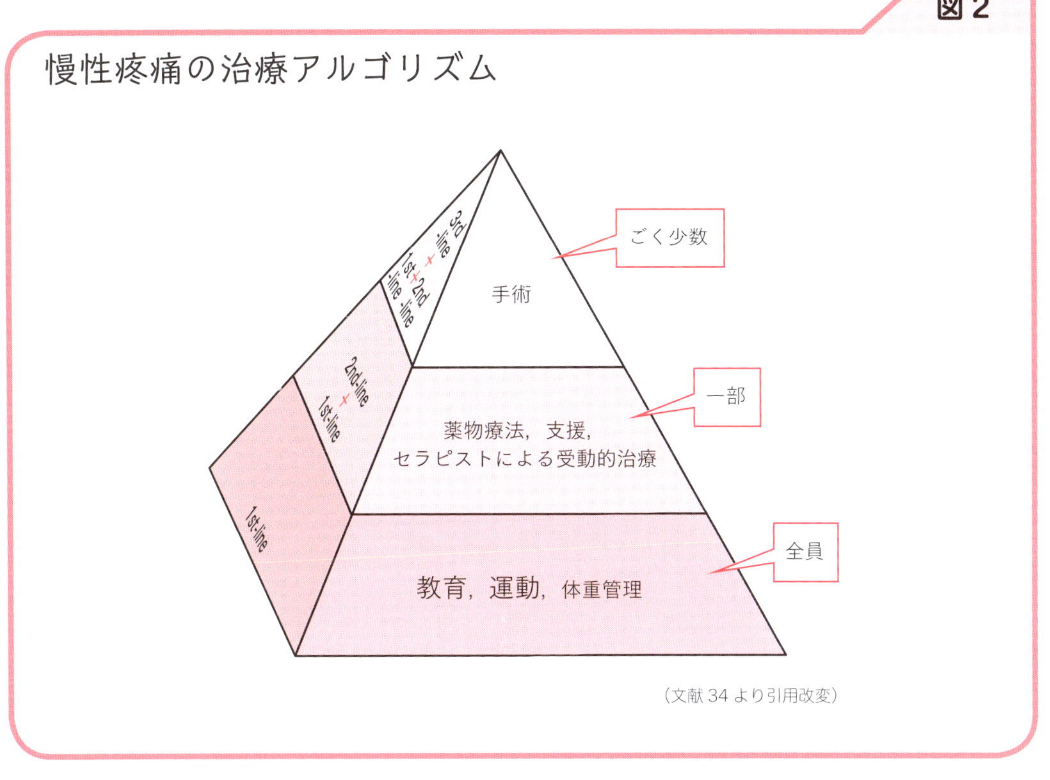

（文献34より引用改変）

慢性疼痛治療では，患者が訴える局所の痛みに焦点を当てた従来の生物医学的アプローチだけでは良好な結果が得られないことから，慢性疼痛患者の抱えるさまざまな問題に対し包括的に対応する生物心理社会的アプローチ，さらに患者主動型治療が必要とされている.

慢性腰痛や慢性関節痛のような代表的な慢性疼痛の診療に関する最近のガイドラインやシステマティックレビューによると，非薬物療法として運動療法を核とするリハビリテーションが推奨されている[32~40]．変形性関節症による慢性関節痛の治療アルゴリズム[34]では，第一選択治療（first-line）として運動療法と患者教育をすべての患者に適用し，それでも改善が難しい一部の患者に対しては第二選択治療（second-line）として薬物療法やセラピストによる補助的・受動的治療（“hands-on”rehabilitation）を追加し，ごく少数例で最終段階の第三選択治療（third-line）として手術の追加を検討することとなっている.

ここで示される運動療法は，単独で“ただ運動する”というものではなく，教育や認知行動療法（cognitive-behavioral therapy：CBT）など行動科学・行動医学的理論を取り入れた，主体的・能動的な運動（“hands-off” rehabilitation）を意味する.

表 1

慢性疼痛に対するリハビリテーションの潮流
①慢性腰痛のガイドラインとエビデンス

介入	2007年ガイドライン		2017年ガイドライン			
	痛み		痛み		機能	
	効果量	エビデンスレベル	効果量	エビデンスレベル	効果量	エビデンスレベル
運動療法	中	高	小	中	小	中
モーターコントロールエクササイズ			中	低	小	低
太極拳（Tai chi）			中	低	小	低
ヨガ	中	中	小～中	低	小～中	低
マインドフルネスに基づくストレス低減法			改善	中	改善	中
段階的リラクセーション			中	低	中	低
筋電図バイオフィードバック			中	低	効果なし	低
オペラント療法			小	低	効果なし	低
認知行動療法	中	高	中	低	効果なし	低
集学的リハビリテーション	中	高	小～中	低～中	機能障害：小 復職：効果なし	低～中
短期間の個別教育	中	中				
腰痛教室	小	中				
脊椎マニピュレーション	中	高	効果なし～小	低	－	－
マッサージ	中	中	効果なし	低	－	－
超音波	判定不可	低	効果なし	低	効果なし	低
バイオフィードバック（筋緊張抑制）	判定不可	低				
TENS	判定不可	低	効果なし	低	機能障害：効果なし	低
低出力レーザー	判定不可	低	小	低	小	低
干渉波	判定不可	低				
短波ジアテルミー	判定不可	低				
牽引	効果なし	中				
腰椎支持	判定不可	低				
キネシオテープ			－	－	効果なし	低

（文献 37，39，40 を参照して作成）

2000年代に入り，慢性疼痛に対するリハビリテーション・ガイドラインやエビデンスが多数示されるようになった．表1は，慢性疼痛のなかで最も代表的な慢性腰痛のリハビリテーション診療ガイドラインを2007年[37]と2017年[39,40]で比較したものである．2007年の慢性疼痛リハビリテーションの主流は，運動療法，CBT，集学的リハビリテーションなどであった．物理療法は推奨するエビデンスが不足しており，徒手療法については報告によって見解に差があった．主流の運動療法，CBT，集学的リハビリテーションについては，それぞれ別々に公表されていた成果をもとに，それぞれ単独で実施した場合の効果判定や推奨度であった．それから10年経過し，2017年に改定されたガイドライン[39]ならびに同時に発表された概説[40]は，より厳格な基準に基づき，また，痛みだけでなく身体機能の改善に対する効果量が示されるようになり，それらの知見は大きく様変わりした．この変化を読み解くポイントは，

・一般的な運動療法を単独で実施しても治療効果は小さい
・行動療法（第一世代CBT），CBT（第二世代CBT），マインドフルネス等のストレス低減法（第三世代CBT）など心理療法や行動科学的アプローチが台頭してきた（p.87 図8参照）
・ただし，心理療法だけでは身体機能の改善には限界がある

ということである．つまり，有効性の高い治療理論を運動療法に組み合わせる必要性がうかがわれる．

運動療法については，痛みや身体機能に対する効果量は小さいながら，引き続き推奨はされており，就労障害の軽減（復職）にも有効とされ，運動療法の種類による効果差は従来通り，ないとされている．

モーターコントロールエクササイズ（motor control exercise：MCE）は，脊柱の調整，支持筋の協調・制御・増強を回復することに焦点を当てた運動療法であり，明らかな鎮痛効果とともに少なからず身体機能の改善効果を示すが，長期効果はとぼしく，一般的な運動療法との効果比較でも一定の見解には至っていない[40〜42]．

太極拳やヨガは一般的な運動療法や身体活動と比べ効果量が大きいが，ピラティスについてはいまだ一般的運動療法との効果に差はないといわれている．

わが国で多用される物理療法や徒手療法については，慢性疼痛に対して推奨されるエビデンスが不十分であり，患者が受け身になり患者の依存性を生みやすいため，慢性疼痛の治療として漫然と継続することは推奨されない．ただし，主流の運動療法など主体的・能動的リハビリテーション導入時や慢性疼痛患者のデコンディションに対するケアとして短期間に限りオプション活用することには意義があると考えられる．

表2

慢性疼痛に対するリハビリテーションの潮流 ②慢性膝関節痛のガイドラインとエビデンス

	エビデンスレベル	痛み	機能
運動療法，管理			
運動（陸上）	高	0.34～0.63	0.25
運動（水中）	高	NA	NA
筋力増強トレーニング	高	0.38	0.41
セルフマネジメント・教育	高	0.06～0.29	–
体重管理	高	0.20	0.23
物理療法			
超音波	高	0.49	–
TENS	高	0.07	0.34
装具・杖			
バイオメカニクス治療（装具）	中	NA	NA
杖（cane, walking stick, crutches）	中	NA	NA
薬物療法			
アセトアミノフェン	高	0.18	–
NSAIDs	高	0.37	–
COX-2 阻害薬	高	0.44	–
デュロキセチン	中	NA	–
オピオイド	高	0.36～0.51	–
NSAIDs 外用薬	高	NA	–
オピオイド貼付薬	高	0.22～0.36	–
ヒアルロン酸関節内注射	高	0.37～0.46	0.31～0.33
ステロイド関節内注射	高	NA	–

	エビデンスレベル	痛み	関節腔狭小化軽減
コンドロイチン（症状緩和）		不明	不明
コンドロイチン（疾患管理）	高	0.13～0.75	0.26～0.30
グルコサミン（症状緩和）		不明	不明
グルコサミン（疾患管理）	高	0.17～0.47	0.08

NA：not available

慢性関節痛については，国際疼痛学会の「2016 Global Year Against Pain in the Joints」を経てFact sheet[36)]が公開され，多数の知見もこの数年で報告されている[34, 35, 43〜45)]．治療に難渋する変形性関節症（osteoarthritis：OA）に伴う慢性疼痛のメカニズムとして，末梢の力学的因子（バイオメカニクス，アライメント異常）や炎症因子に加え，近年，末梢・中枢感作と内因性疼痛修飾系の変調，心理社会的因子の関与が示されている．末梢では炎症メディエーターによる軟骨の変性摩耗，力学的ストレスによる軟骨下骨（骨髄）病変，軟骨下骨支配神経の可塑的変化〔CGRP，TrkA分泌細胞の増加（p.13 コラム参照）〕により，末梢感作が発生すると，次第に中枢感作も生じ，難治性の神経障害性疼痛の要素を帯びてくる．つまり，慢性OA痛は，侵害受容性疼痛と神経障害性疼痛が合わさった混合性疼痛といえる．

表2は慢性膝関節痛に対する保存的治療の推定効果量[43)]を示したガイドラインである．

運動療法の効果量は総じて高い．超音波に関しては，物理療法としての治療超音波だけでなく，最近はMRガイド下集束超音波治療（MRgFUS）による機械的痛覚過敏部の局所脱神経による鎮痛効果が示されている．

その他，近年発展をみせる神経リハビリテーション（neuro-rehabilitation）の効果については，複合性局所疼痛症候群（complex regional pain syndrome：CRPS）のリハビリテーションに関するCochrane reviewにて検証されている[46)]．外傷や手術，脳卒中後のCRPSタイプⅠ患者の鎮痛や機能回復に段階的運動イメージ（graded motor imagery）やミラーセラピーが有効とされている．その一方，超音波や電気治療ならびに徒手的リンパドレナージなどのマッサージは無効とされる．

難治性の慢性疼痛に対する神経リハビリテーションは急速な発展をみせているが，報告される研究のデザインが不十分，患者数が少ない，副作用・有害事象が不明などの理由から，エビデンスレベルがいまだ低く，今後の発展的報告が待たれる．

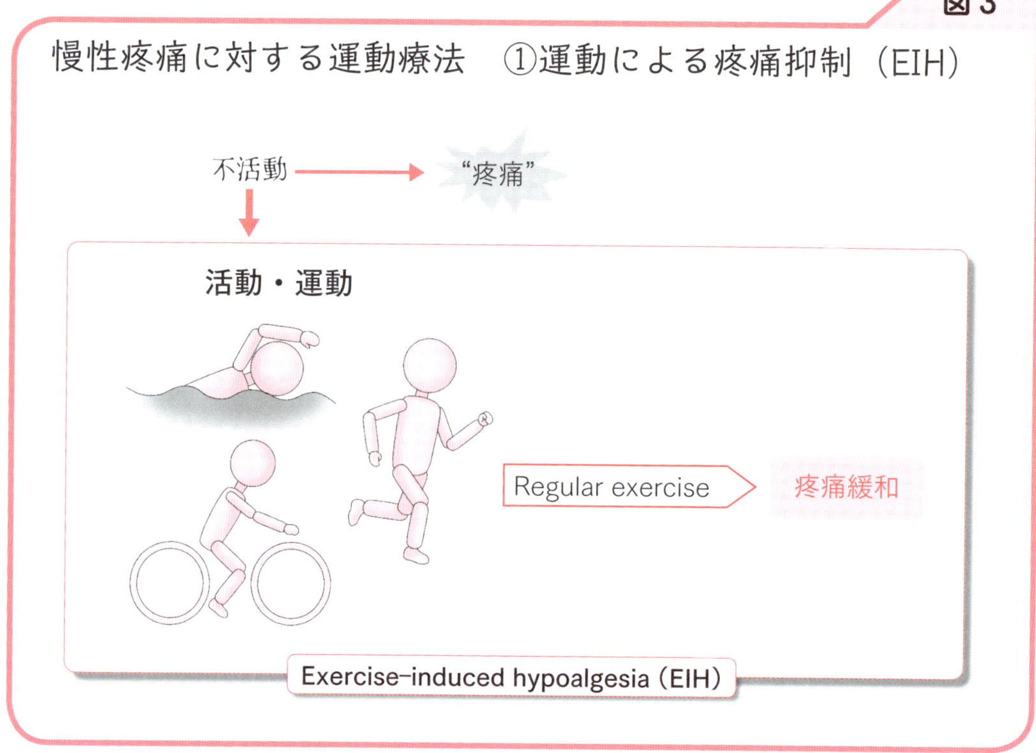

運動療法をはじめリハビリテーションは，一般的に，機能・構造障害 impairments（機能障害 impairment）の矯正・改善（例：関節可動域の改善），活動制限 activity limitations（能力障害 disability）の軽減（例：杖なしでの歩行），参加制約 participation restrictions（社会的不利 handicap）の改善（例：復職）を目的とする．運動療法の効果として，筋力増強，柔軟性増大，持久力向上，心血管リスク低下，骨健常化，代謝症状軽減，認知改善のほか，気分の改善や痛みの緩和が期待される．そのなかで，治療に抵抗を示し，疼痛情動・認知に苛まれる慢性疼痛患者にとって，運動療法による鎮痛と気分改善効果は非常に意義深い．実際，慢性疼痛に対する運動療法は，有効性が立証されている数少ない保存療法の一つとされている．

運動による疼痛抑制（exercise-induced hypoalgesia：EIH）理論は，運動療法の鎮痛メカニズムの根拠となる．EIH は，運動中または運動後に侵害刺激に対する痛覚閾値や耐性値の上昇または痛覚強度の減少を特徴とする．長時間のランニングなどの運動によって気分が高揚する“ランナーズ・ハイ”現象などは一般に EIH 効果を体験できる身近な生理的現象の一つである[47, 48]．“ランナーズ・ハイ”とは，長時間または中等度以上の強度で，特に満足度の高い運動によって，多幸感，不安軽減，気分高揚，ストレス低減，鎮静，疼痛緩和などが誘起される現象のことで，1980 年代以降に広く一般に周知されるようになり，2010 年代に入り EIH としての研究報告が増えている[49~53]．

図 4

慢性疼痛に対する運動療法　② EIH の神経メカニズム

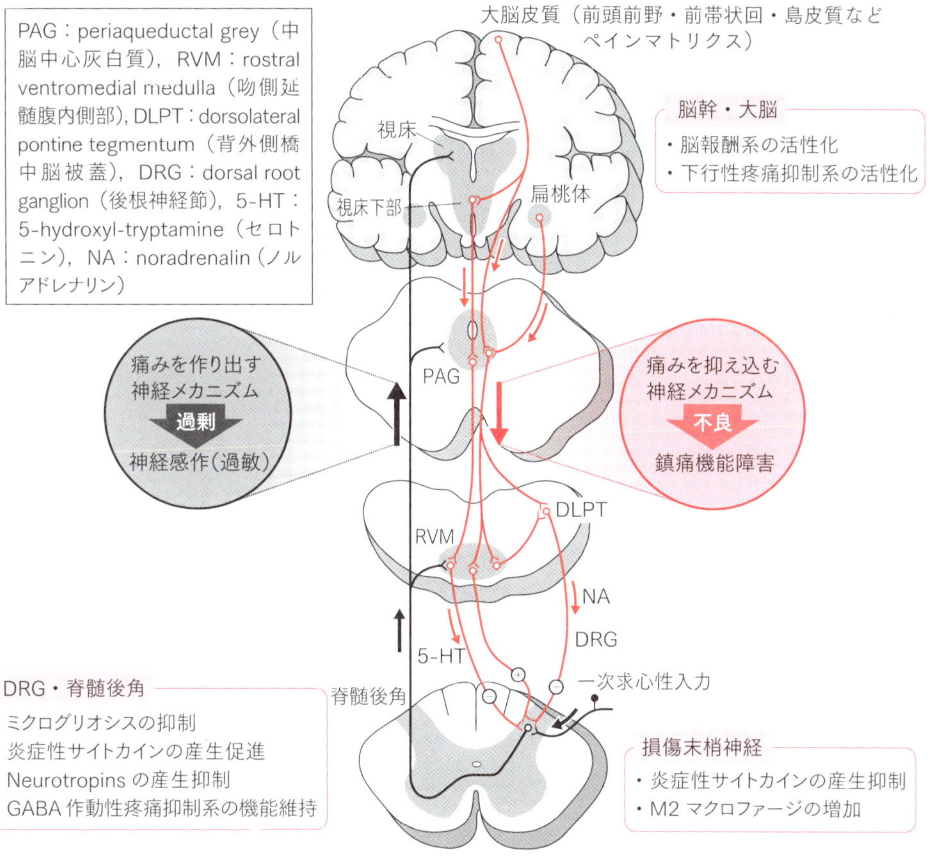

PAG：periaqueductal grey（中脳中心灰白質），RVM：rostral ventromedial medulla（吻側延髄腹内側部），DLPT：dorsolateral pontine tegmentum（背外側橋中脳被蓋），DRG：dorsal root ganglion（後根神経節），5-HT：5-hydroxyl-tryptamine（セロトニン），NA：noradrenalin（ノルアドレナリン）

大脳皮質（前頭前野・前帯状回・島皮質など
ペインマトリクス）

視床
視床下部
扁桃体
PAG
DLPT
RVM
NA
DRG
5-HT
脊髄後角
一次求心性入力

痛みを作り出す
神経メカニズム
過剰
神経感作（過敏）

痛みを抑え込む
神経メカニズム
不良
鎮痛機能障害

脳幹・大脳
・脳報酬系の活性化
・下行性疼痛抑制系の活性化

DRG・脊髄後角
・ミクログリオシスの抑制
・炎症性サイトカインの産生促進
・Neurotropins の産生抑制
・GABA 作動性疼痛抑制系の機能維持

損傷末梢神経
・炎症性サイトカインの産生抑制
・M2 マクロファージの増加

（文献 54 を参照して作成）

EIH は，運動が脳報酬系や下行性疼痛抑制系など内因性疼痛修飾系に影響することで鎮痛効果や気分改善をもたらしていると考えられている．鎮痛の最も一般的なメカニズムは，運動により脳内で産生が増加するβエンドルフィンに起因する内因性オピオイド説である．1980 年代以降，長時間の運動後に血中βエンドルフィン濃度が上昇することから，視床下部での内因性オピオイドの分泌が増加し，下垂体，中脳中心灰白質（PAG）へ投射し，下行性疼痛抑制系を作動させると考えられてきた．

しかし，EIH メカニズムのすべてを内因性オピオイドシステムだけで説明することはできない．そのため後述のような，オピオイド以外の神経化学的メカニズムや心理社会的要因を含む複合的な非オピオイド EIH メカニズムの可能性も探求されている．

身体活動・運動によって，主観的な症状改善が得られるには数ヵ月を要するとの報告が多いが，主観的症状の改善前に，外からは見えなくとも身体内で疼痛感受性や中枢感作の軽減，疼痛抑制機能の改善など，神経系の機能的変化を生じることが期待できる．

図 5

慢性疼痛に対する運動療法　③ EIH に関与する神経伝達物質

内因性オピオイド

■βエンドルフィン

▶μオピオイド受容体
- ●末梢神経（末梢侵害受容器）→C および Aδ 線維興奮抑制
- ●中枢神経（脊髄，延髄，橋，中脳，視床，大脳）
  - ・脊髄後角でのシナプス前抑制，シナプス後抑制
  - ・中脳 GABA 神経の抑制
    - ①→中脳腹側被蓋（ドパミン遊離促進）→脳報酬系賦活化
    - ②→中脳中心灰白質→下行性疼痛抑制系の活性化

内因性カンナビノイド

■アナンダミド（AEA）　■2-アラキドノイルグリセロール（2-AG）

▶中枢 CB1 受容体
- ●大脳皮質，海馬，扁桃体，基底核，小脳に分布

▶末梢 CB1 受容体
- ●一部の末梢神経，脂肪組織，骨格筋，血管平滑筋・内皮細胞，肺，小腸，肝臓，膵臓など全身に広く分布

▶CB2 受容体
- ●末梢神経，免疫系（マクロファージ/白血球）に分布

モノアミン

■セロトニン（5-HT）　■ノルアドレナリン（NA）

▶下行性疼痛抑制系のうち
- ●吻側延髄腹内側部→5-HT 作動性ニューロンの作用
- ●背外側橋被蓋→NA 作動性ニューロンの作用

その他

■GABA　■ドパミン　など

① 内因性オピオイド

運動により，末梢および中枢神経系におけるβエンドルフィンレベルと鎮痛効果が同様の変化を示し，ナロキソン（オピオイド受容体阻害薬）やナルトレクソン（オピオイドアンタゴニスト）によってその効果が抑制されること[55]から，EIH への内因性オピオイドシステムの関与が強く示唆されてきた．また EIH は，運動によるストレス鎮痛（stress-induced analgesia: SIA）として，内因性オピオイドシステムに起因することを論じる報告もある[56]．しかしながら，ナロキソンによって有酸素運動による EIH が阻害されないことが明らかにされ[57]，加えて，βエンドルフィンレベルと鎮痛のピークが一致せず気分高揚のピークと一致すること[58]，低強度・短時間の負荷量では健常者でオピオイドシステム活性が生じないこと[50]なども示された．

② 内因性カンナビノイド

内因性カンナビノイド（endocannabinoid：eCB）システムが運動後の気分変化や中枢性疼痛修飾系に関与することが示され始めている[59,60]．マリファナ（大麻草 Cannabis sativa の加工品）から抽出された Δ^9-テトラヒドロカンナビノール（Δ^9-THC）を結合するカンナビノイド（CB）受容体が 1990 年にクローニングされ，そのリガンドとしてアナンダミド（anandamide：AEA, 1992 年）と 2-アラキドノイルグリセロール（2-arachidonoylglycerol：2-AG，1995

年）の２種類のeCBが同定された．CBは，鎮痛薬として製剤化され，一部の国では承認を受け慢性疼痛治療薬としても処方されている．運動による気分変化は，eCBが脳内のCB受容体に結合することで引き起こされるマリファナの精神神経作用（高揚感，不安軽減，鎮痛，浮遊感，健康感等）に類似している．2001年にeCBのシナプス前抑制作用が明らかとなり，現在，末梢・中枢神経のほかさまざまな末梢組織に広く分布する２種類のCB受容体（CB1とCB2）が同定されている．2003年に報告されたEIHのeCBシステムに関する草分け的な研究で，中等度負荷のランニングやペダリングにより血漿中AEAが増加したことから，運動がeCBシステムを作動することが示され[61]，eCB-EIH研究の進展につながった．最近では，運動による抗不安作用はCB1が，また，鎮痛作用はCB1とCB2の両者が痛みの伝達の調整に寄与することが示唆されている[62]．また，等尺性運動によるEIH効果とともにAEAが増加し，中枢感作の指標である時間的加重（temporal summation：TS）が減弱することも示されている[63]．静的筋収縮は血中eCB濃度を増加させ，Aδ・C線維（一次侵害受容ニューロン）に多く発現しているCB受容体を活性化し，eCB-EIHシステムを作動させるものと考えられる．ラットに有酸素運動を負荷することで機械・熱閾値（paw pressure test，trail-flick test）の増加とともに脳内およびPAG内のCB1の活性・発現増加が認められている．さらにeCB代謝酵素阻害薬ならびにAEA再取り込み阻害薬の事前投与によりそれらの抗侵害受容効果が延長・増大することも明らかになり，EIHの末梢・中枢のeCBシステムが実証された[64]．この検証報告は血漿内eCB（AEA，2-AG）またはCB受容体関連化合物の増加を示した従来の報告を支持するもので，有酸素運動によるEIHは末梢でも中枢でもeCBが誘導することを示唆しており，eCBはより説得力のあるEIHの神経メカニズムの有力候補の一つといえる．

③ モノアミン

EIHにはセロトニン（5-HT）やノルアドレナリン(NA)などのモノアミンの関与も示されている．中等度強度のペダリングによる「リズミック運動」により血中または尿中5-HT濃度の増加とともに，緊張・不安が軽減し，脳波では気分改善に関係する前帯状回での$\alpha 2$の減衰，前頭部での$\alpha 1$非対称性の増大がみられている[65,66]．これらの結果から，リズミック運動によって疼痛抑制も期待され，その機序として5-HT作動性ニューロンを介する下行性疼痛抑制系の賦活が考えられる．また，NAやアドレナリン作動性ニューロンが運動によって分泌・作動することを示す報告もある[67]．運動は5-HTまたはNA作動性の下行性疼痛抑制系を賦活し，情動のみならず鎮痛作用を誘導する可能性がある．

④ その他

神経障害性疼痛モデル動物に対する低〜中等度強度のランニングを負荷すると，脊髄後角でのミクログリア活性の抑制ならびにエピジェネティック修飾への影響（ヒストンアセチル化増強），GABA（γアミノ酪酸）作動性ニューロンの細胞死の抑制なども示されている[53,68]．その他EIHには，ドパミン，アデノシンなど多様なメディエーターによる神経化学的メカニズムが関与する可能性も示されている．

図 6

慢性疼痛に対する運動療法　④運動処方箋

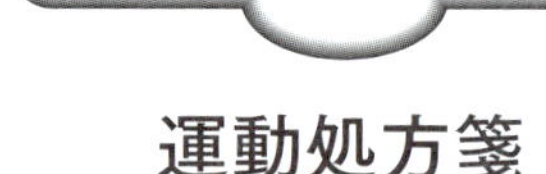

運動処方箋

どのような運動をどのように実践？

どのように始める？

☐ **無痛部の運動から**
有痛部を無理に動かす必要はない

痛みが緩和してくれば…

✓ **有痛部の運動を徐々に追加する**
有痛部の無理な運動は痛みを増す

☐ **低強度・全身性の運動を短時間から**
特殊またはキツイ運動の必要はない

✓ **強度・時間を漸増する**
ペーシングが乱れると痛みを誘発する

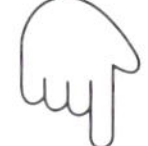

こんなエビデンスがある！

どこに効く？

- **特に運動部で効果が大きい**が，**非運動部にも効果**あり
- もともとの**患部（有痛部）を含め**，全身に**広汎性鎮痛効果**あり
- **有痛部の運動**は鎮痛**効果を得られにくい**

どんな運動が効く？

- 運動の**種類**（**特殊な**方法，**器具**を用いるなど）**によって効果に差はない**
- **主体的**・**快適**強度の運動が有効
- **今より少しだけ活動量を増やす**だけで（10 分間の快適歩行でも）慢性疼痛を改善
- **さまざまな運動（全身できるだけ広く動かす）**のほうが鎮痛，**精神的健康**を改善
- 個別にデザインされた**セラピスト管理下での運動**療法（supervised exercise therapy）をある程度の期間（合計 **20 時間以上**）実施することで効果出現

（文献 69 を参照して作成）

運動による生体反応や効能は,

■ 運動 FITT

・頻度（frequency）
・強度（intensity）
・時間（time）
・種類（type）
　→有酸素（aerobic：ランニング，ペダリングなど）
　→等尺性（isometric：静的筋収縮），抵抗性（resistance：ウェイトリフティングなど）

■ 運動部位

■ その他因子

・個人の運動習慣（トレーニング効果を含む）
・痛みの程度
・年齢，性
・パーソナリティ　など

によって規定される.

慢性腰痛，頚肩痛，線維筋痛症，変形性関節症などの慢性疼痛患者では，ウォーキング，サイクリング，水泳，ストレッチング，軽い抵抗運動，太極拳などの低強度・短時間の運動でも高強度の運動と同等の EIH 効果が示されている[49, 50]．また，運動器の慢性疼痛患者にとって，ウォーキング，サイクリング，水泳など一般的な運動を継続して実施するレギュラー運動（regular exercise）が最も有効な治療であり，重要なことは，今より少しでも活動量を増やすだけでも効果があるということであり，その EIH メカニズムにオピオイド系が関与することが示されている[70]．

ただし，慢性疼痛患者では，EIH 効果が得られにくい場合もある．慢性棘下筋痛患者と線維筋痛症患者を対象とした報告[52]によると，無痛部を運動することで元来の患部（有痛部）を含め全身の痛覚閾値の上昇，すなわち広汎性の EIH 効果が得られるが，逆に有痛部の運動により全身性に EIH 効果がなくなるとされている．また，易疲労性を呈する全身性の慢性疼痛患者では，fatigue-induced pain を生じ，その症状が長引いてしまうことも知られている[71, 72]．

以上のことから，慢性疼痛患者のように内因性疼痛修飾機能が障害・変調している場合には EIH 効果が得られにくいこと，さらに，EIH メカニズムが健常者とは異なるため，病態により効果が異なる可能性が推察される．よって，慢性疼痛患者への運動処方は，無痛部または痛みを伴わない運動から始め，有痛部の痛覚感受性が低下してくれば，低強度・短時間の運動を有痛部に追加していく手順が必要である[73〜75]．また，運動は個別にデザインされたもので，症状増悪・再燃を予防することに重点をおいた運動処方とする．さらに，後述のように運動のアドヒアランスとペーシングを徹底する．

図 7

慢性疼痛に対する運動療法　⑤運動アドヒアランスとペーシング

身体活動*		運動**	
3 METs 以上		**3 METs 以上**	
・普通歩行	3.0 METs	・ボウリング，社交ダンス	3.0 METs
・犬の散歩をする	3.0 METs	・自体重を使った軽い筋力トレーニング	3.5 METs
・そうじをする	3.3 METs	・ゴルフ	3.5～4.3 METs
・自転車に乗る	3.5～6.8 METs	・ラジオ体操第一	4.0 METs
・速歩きをする	4.3～5.0 METs	・卓球	4.0 METs
・子どもと活発に遊ぶ	5.8 METs	・ウォーキング	4.3 METs
・農作業をする	7.8 METs	・野球	5.0 METs
・階段を速く上る	8.8 METs	・ゆっくりとした平泳ぎ	5.3 METs
3 METs 未満		・バドミントン	5.5 METs
・皿洗いをする	1.8 METs	・バーベルやマシーンを使った強い筋力トレーニング	6.0 METs
・洗濯をする	2.0 METs	・ゆっくりとしたジョギング	6.0 METs
・立って食事の支度をする	2.0 METs	・ハイキング	6.5 METs
・子どもと軽く遊ぶ	2.2 METs	・サッカー，スキー，スケート	7.0 METs
・時々立ち止まりながら買い物や散歩をする	2.0～3.0 METs	・テニスのシングルス	7.3 METs
・ストレッチングをする	2.3 METs		
・ガーデニングや水やりをする	2.3 METs		
・動物の世話をする	2.3 METs		
・座ってラジオ体操をする	2.8 METs		
・ゆっくりと平地を歩く	2.8 METs		

*身体活動＝生活活動＋運動
　生活活動：日常生活における労働，家事，通勤などの身体活動を指す．
**運動：スポーツ等の，特に体力の維持・向上を目的として計画的・意図的に実施し，継続性のある身体活動を指す．

（文献 76，77 を参照して作成）

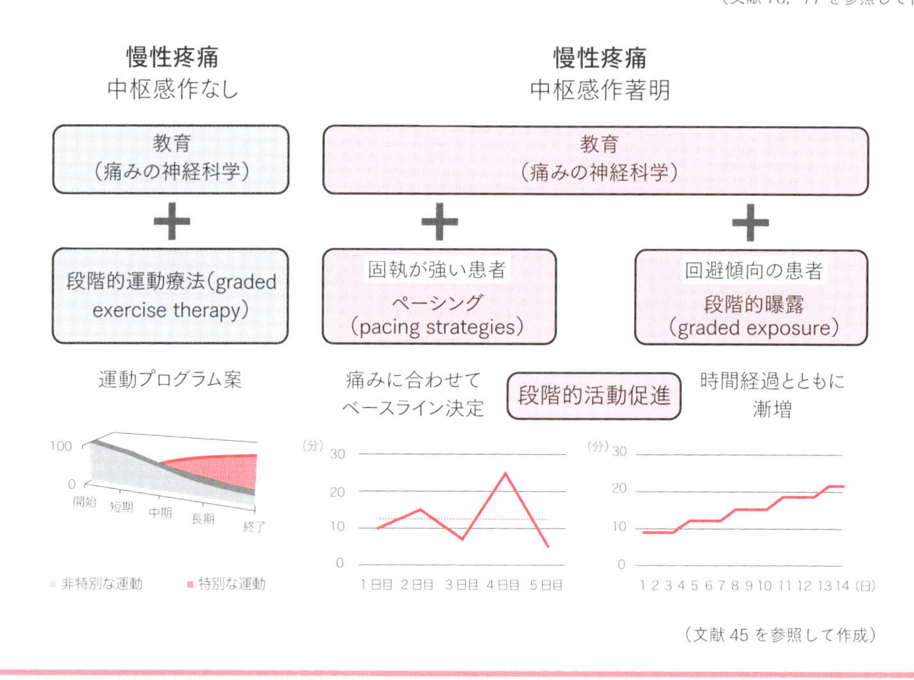

（文献 45 を参照して作成）

① アドヒアランス

アドヒアランスを良好に維持するためには,

①患者にとってその治療法が実行可能かどうか

②治療の障壁因子[73,75](p.86 コラム参照)

が何で,その解決のためには何が必要かについて,患者とともに決定していくことが重要となる.一般的な運動を継続して実施するレギュラー運動が有効であることは前述のとおりである.

リーフレットなどをもとに「これを見て自分でやっておいてください」という放置状態では効果がない.教育に基づく運動療法は,患者の運動能力を評価し,患者が行え得る運動内容をセラピストの指導のもとに試行し,指導と修正を繰り返し,「これならできる,やってみたい」と患者が納得のうえで決定(自己決定:decision-making)した運動プログラムを,自宅でセルフエクササイズとして積極的かつ確実に履行させることである.

② ペーシング

今より少しでも活動・運動量を増やすこと,運動習慣を獲得することの重要性は前述のとおりである.慢性疼痛患者は,運動により痛みが出現しやすいため活動量を大幅に減じていることが多い.逆に,"たくさんやればやるほど早く良くなる"と思い込み,やりすぎてしまう患者もいる."やりすぎ"と"やらなさすぎ",つまりペーシング不良が痛みの増悪・持続・再発のリスクを増す[74].患者に適した,ほどほどで確実に実践できる身体活動や運動を実施することが重要である.週単位で,どのような活動・運動を合計どれくらいの時間実施できたか(○○ METs・時/週)で記録を残し,低負荷・短時間の運動を頻繁に行い,負荷量・時間は急いで増やすことなく,問題なく継続できることで自信を得た後に漸増する.活動・運動の内容とその活動量の推定値は図7(上表)の通りである[76,77].

近年示された教育と組み合わせた運動療法の処方モデルを図7(下図)に示す[45].中枢感作の影響がない場合には段階的運動療法を,一方,中枢感作が著しい難治性の慢性疼痛患者の場合,痛みに対する固執が強い者にはペーシングを,不安が強く行動回避傾向にある者には極低負荷の活動・運動から始め,徐々に段階を追って身体運動に慣らしていく.ペーシングの管理は運動処方やADL管理だけでなく,後述のCBTにおいても必須である.

COLUMN

アドヒアランスの障壁要因

適切な教育や説明・指導をすることなく，ただ「運動してください」と言うだけでは，患者の運動導入とアドヒアランス維持は難しくなる.

慢性疼痛患者にとっての主な運動障壁は，運動や活動の後に痛み症状が悪化したという過去の体験から，運動に対する自己効力感が低いことである.

それに加え，運動導入または継続の障壁因子は，

- 患者側の要因
- 環境要因
- ヘルスケア提供者・医療者側の健康管理・処方要因

と多面的である[42]．これらの障壁を考慮したうえで，テーラーメイドの運動療法プログラムを設定することで，アドヒアランスは良好に維持される.

患者側の要因

- 痛み，特に中枢で修飾された痛み
- 内因性疼痛修飾系の機能異常
- 恐怖回避思考，破局的思考などの痛み信念（思考）
- 過度のデコンディション
- 痛みや中枢感作の神経生理学についての教育・理解の不足
- 運動が有害であるという強い信念
- 抑うつ
- 自己効力感の低下
- 過去の体験（運動や活動の後に痛み症状が悪化した体験など）

環境要因

- 運動する場所へのアクセスの不足
- 運動時間の不足
- 運動に対する家族や職場の支援不足
- 適切なヘルスケア提供者との安定したコンタクトが得られない

医療者側の要因

- 痛みの生物医学的モデルへの非常に強い固執
- 痛みに関する心理学的・中枢神経系の理解不足
- 医師とセラピスト間の治療に関する協調不足
- ヘルスケア提供者と患者間での運動の価値や重要性に関するコミュニケーション不足
- 痛みの意味に関する患者への教育不足
- 患者が安全な運動と感じる，運動を漸増するための適切な戦略を理解するための十分な管理不足

（文献 75 を参照して作成）

図 8

慢性疼痛に対する認知行動療法　① CBT の基礎と発展

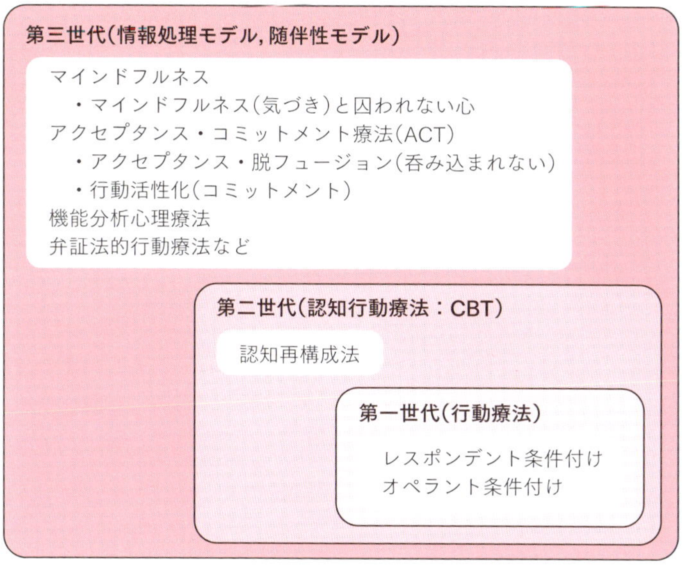

第三世代(情報処理モデル, 随伴性モデル)

マインドフルネス
- マインドフルネス(気づき)と囚われない心

アクセプタンス・コミットメント療法(ACT)
- アクセプタンス・脱フュージョン(呑み込まれない)
- 行動活性化(コミットメント)

機能分析心理療法
弁証法的行動療法など

第二世代(認知行動療法：CBT)

認知再構成法

第一世代(行動療法)

レスポンデント条件付け
オペラント条件付け

Chap. 3

気分や行動は，認知，すなわち物事の捉え方や考え方によって影響を受けることから，CBT は，認知の偏りを修正し（認知療法），学習理論に基づき行動の変容や新たな行動学習を獲得すること（行動療法）を目的とする．慢性疼痛患者に対する CBT は疼痛診療ガイドラインでも広く推奨されている（p.74 参照）．

CBT は発展の歴史に伴い第一世代，第二世代，第三世代の大きく 3 つの世代がある．現在，慢性疼痛患者に対して広く適用されているのは第二世代の CBT で，通常，これが狭義の CBT とされている[78]．

慢性疼痛に対する CBT は，痛みの四十円理論[79]（p.6 参照）のなかでも特に痛み行動に有効である．具体的には，患者が痛み行動により周囲の擁護的・同情的対応など疾病利得が得られると，患者にとって社会的報酬となり，結果，これを導くために痛み行動が強化される条件付けが起こる（オペラント学習型疼痛）．CBT は，患者教育を通してこのような認知の修正を図り，健康的で社会的な行動パターンに変え，学習させることをねらった治療法である．

最近は受容（acceptance）を治療目標としたマインドフルネスなどの第三世代の CBT も慢性疼痛患者に適用されている．マインドフルネスとは「今の瞬間にしていること，感じていること，そこに存在していることに価値判断をしないで注意を向ける」といった精神状態のことであり[80]，慢性疼痛患者における受容とは痛みに関連した感覚・思考・感情に捉われない生活上の意味ある行動に取り組んでいくといった積極的な意思のことである[81]．

図9

慢性疼痛に対する認知行動療法　②慢性疼痛に対するCBTとは

慢性疼痛に対するCBT

- 行動科学・行動医学的アプローチ
- 認知療法と行動療法を合わせた心理療法
  - ・認知療法：認知の修正を行う
  - ・行動療法：学習理論に基づき行動の変容・新たな行動学習を行う
- 適応：うつ病，PTSDのような精神・心理障害，慢性疼痛，糖尿病，肥満などの生活習慣病
- 健康観・健康行動形成のためのプログラムが開発，実践されている

慢性疼痛患者に対するCBTの経緯

- 臨床心理士 Fordyce WE（ワシントン大学，1968年）が導入
- 治療対象を"痛み"そのもの→"痛み行動"へ転換
- オペラント行動療法プログラムを考案

CBTは心理療法の一つであり，行動科学・行動医学的アプローチでもある．慢性疼痛患者に対するCBTは，世界初の痛みセンターが設立されたワシントン大学Multidisciplinary Pain Centerの臨床心理士Fordyceによって1968年に提唱，導入された[82]．Fordyceは，それまでの「痛み」そのものへの対応から，患者の「痛み行動」に対する行動療法，その後，第二世代のCBTへと発展させた[83,84]．このCBT導入は，世界の慢性疼痛治療を劇的に変えた．この変革により慢性疼痛医療は，生物医学的モデルから生物心理社会的モデルへとパラダイムシフトした．現在，慢性疼痛に対する第二世代のCBTの有効性については，国内外で多数のエビデンスが示されるようになってきた[85~88]．

CBTの中核となる認知行動モデル[76,85,87]では，あるイベントに対する反応を「認知」，「感情」，「行動」，「身体感覚（症状）」の4側面の連関・循環として捉え，これらの悪循環により問題行動や症状が生じると考える．慢性疼痛患者の痛み行動もこれらの4側面が相互に関連し合うことで生じ，その結果，慢性的な痛みや機能障害，さらにはQOL低下をきたしている[78]．これらの4側面は相互に自由に影響しあうが，一般的に認知（破局的思考，消極的な思考）→情動（不安，恐怖，怒り）→行動（痛み行動，行動回避）"の経過をたどることが多い[88]．4側面のうち，「情動」と「身体症状」は結果として生じているため患者自身の努力で変化・改善させることは難しい一方，「行動」と「認知」は変化させうる治療ターゲットといえる．

図 10

慢性疼痛に対する認知行動療法
③ CBT 理論に基づくリハビリテーションの考え方

オペラント条件づけによる
オペラント学習型疼痛

社会的報酬により
・痛み行動
・痛み認知
が強化・学習されていく

慢性疼痛

"0か100か" **極端な思考**

"動きすぎ" で痛みが増悪すると，
一転して "全く動かない"
・運動・活動のペースをつかめず pacing が不良
・失敗体験を繰り返し self-efficacy が低い
により "痛みの悪循環" に陥りやすい

「鎮痛」ではなく…「痛み行動」に着目!
「個々の環境への適応行動の形成」へ

・痛み行動を消去（訴えを傾聴する程度に留め）
・適応行動を強化（報酬，賞賛，支援を与え）

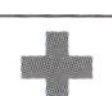
条件づけ学習

・身体活動量の向上，機能の改善
【行動の変容】
・認知再構成【認知の是正】

うまくいけば…

痛み感覚と痛みへの執着・苦痛の緩和
【痛みの悪循環を遮断】

「痛みはゼロにならないかもしれない」けれど…
「痛みの考え方・捉え方を変える」と楽になる!

・Pacing（運動・活動のペースを整える）
・Self-efficacy（"これならできそう"）UP!
・Decision-making（意思を自己決定する）

"一気に全部を改善，大きな成果を求める"
ことから
"小さな成果をたくさん集める" ように方向転換

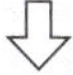

・小さな達成感を確実に，かつ数多く体験し，
「自信」につなげることができる
・努力と対処能力を蓄積し，自己効力感を強化・向上することができる

慢性疼痛の多くがオペラント学習型疼痛である．痛み行動を続けることで，家族や社会からの関心や支援など社会的報酬を得ることを学習し，不適応行動・認知・思考を定着化させていく．慢性疼痛患者は，痛みへの固執・注意が強く "痛みが諸悪の根源" との考え方（認知）から，痛み行動を持続・増悪させ（行動），QOL を低下させている場合が多い．この悪循環からの脱却，そして好循環へつなげることが慢性疼痛治療の原則であり，そのためには CBT 理論に基づき身体活動を促進するリハビリテーションが重要となる．

そのような患者に対し，不適応行動である痛み行動を消去（訴えを傾聴する程度に留める）し，がんばってできた・やろうとした適応行動を強化（賞賛や関心，支援を供与する）することで行動の変容を導く[73, 89, 90]．

そのうえで，認知再構成が必要である．慢性疼痛患者は，"0 か 100 か"・"全か無か" の完全主義，心の読み過ぎ・先読みの誤りから不安を感じて回避する傾向，"すべき" 思考のために他者への怒りをいだきやすいなど[91]，極端な思考傾向にある．そのため，運動パターンも極端で，ページング不良により失敗体験を繰り返すうちに自己効力感が低下する．そこで，CBT リハビリテーションでは，小さな成果をたくさん集め達成感を確実にかつ数多く体験する過程を経て，対処能力を蓄積し自己効力感を向上させる[83, 90]．

Chap. 3

図 11

慢性疼痛に対する認知行動療法
④ CBT リハビリテーションで実際に“やること”

Exercise	**とにかく動いてみる！** ・やりやすい，そしてゴールに直結する運動プログラムを設定 ・セラピストと相談しながら（管理のもとで）運動を実践！ ・自己決定（decision-making）することが最も重要！
Education (Advice)	**Reassurance（安心感・保証を与える）を徹底** **〔自己決定（decision-making）のための正しい情報を集積〕** ・痛みと身体所見との因果関係がないこと ・恐怖－回避モデルによる痛みの悪循環に陥っていること ・動くと悪化する（安静が安全）という誤解を是正すること
Pacing	**やればやるほどよいわけじゃない！** ・“0 か 100 か” の極端な思考のまま運動導入すると失敗しやすい ・運動導入時にはこまめにペース配分をチェックする ・自己決定（decision-making）に基づくことが重要

（文献 69 より引用改変）

CBT 理論は，運動療法などリハビリテーションプログラムに応用，組み合わせることで，相乗的に効果を高めようとするものである．慢性疼痛治療の共通する目的は，活動促進と認知の是正（認知再構成）である．運動療法は，行動医学的・心理学的アプローチと同様のメカニズムによって，同等の精神心理状態の改善効果を引き出す[92, 93]．次世代の運動療法は，“筋トレ”だけでなく，疼痛認知・情動を是正する“脳トレ”とでも呼ぶべきものであり，CBT や教育のなかで学習しながら，患者の主体的な取り組みが重要である．したがって，活動促進と認知再構成のためには，CBT 理論に基づく運動・活動のセルフコントロールプログラムが必要となる．

実際に“やること”は，Exercise（運動），Education（教育），Pacing（ペーシング）である．まずは，患者に運動のアドヒアランスを良好に維持してもらうこと，それと並行して，運動の意義，不安払拭のために患者教育を徹底すること，そして具体的な運動プログラムとペーシングを設定することである．運動は，難しすぎずがんばればできそう，やりたくなるもので，ゴールに近づき直結するものとする．患者教育では，reassurance（安心感・保証を与える）を徹底する．同時に，運動導入・開始時には痛みが起こり得るが，従来の痛みが増悪するわけではなく，過去にも経験したことのある筋肉痛のようなもので長くは続かないことを前もって伝え，その対処法についても助言する．ペーシングは物足りない程度の低負荷・短時間の運動を頻繁に行うことから始め，増量することよりも継続できる（アドヒアランスを維持する）ことを大前提にする．いずれにしても，患者の自己決定が最重要である．

図 12

慢性疼痛に対する認知行動療法　⑤ CBT リハビリテーションの流れ

ゴールセッティング：長期目標
・半年～ 1 年後（長期）の具体的な目標の設定
➡痛みのために生活や趣味などで困っていることで，半年から 1 年で改善したいと思える目標を立てることにより QOL が改善する

ゴールセッティング：短期目標
・1 ヵ月後（短期）の具体的な目標の計画
➡長期目標を実現するために，まずはこの 1 ヵ月で改善できそうな目標を，（些細なことでも）できるだけ具体的に計画することで長期目標に近づく実感，実現できそうな見通しが立ってくる

運動（行動）プログラムの設定・実施
・作業や家事など家族内・社会的役割を 1 つずつ確実に実践
・仕事や趣味を再開できる体力と考え方を身につける
・自己決定（納得）した運動や行動を1日数回の頻度で実施

フィードバック
・半月～ 1 ヵ月後，患者の自己記録内容をもとにセラピストが助言
ゴールとリハビリテーションプログラムの修正
・翌 1 ヵ月後（短期）の具体的な目標を立て直す
・そのための作業・家事・役割ならびに運動プログラムを漸増，修正

（文献 69 より引用改変）

慢性疼痛医療の第一歩は，患者の“なりたい姿”を想定し，そこに近づくためにセルフエクササイズを実践することである．

ゴールセッティングは，半年～1 年後に痛みが軽減していたとしたら，どうありたいか．各自の社会参加，社会的役割（例：仕事復帰，趣味再開，社会参加，家事遂行，外出頻度増加など）の復帰が第一目標であり，この長期目標をまずセッティングする．非現実的であったり，無謀すぎるものは避ける．

長期目標を達成するために，その間の期限を刻み，1ヵ月ごとの「できるようになっておくべき活動・行動」を短期目標に据える．短期目標は些細なことでも実現可能なもの（例：歩行の距離，時間，頻度を増やす，手すりなしでの階段昇降，カート使用による物の運搬など）とし，それを積み重ねるようにする．

次に，目標を達成するための運動プログラムを決める．プログラムは，仕事や家事，家庭内・社会的役割につながるもので着実に実践・継続できる運動の FITT（頻度，強度，時間，種類）をペーシングとともに決定する．

フィードバックでは，次の短期目標を計画し，そのための運動プログラムを見直す．①「できた運動」は確実に継続できるようになれば強度・頻度を漸増する，②「できた作業・家事・役割」は種類を増やす，③趣味の再開に向けた具体的な運動プログラムを導入する．

これらの設定も患者が納得したうえで自己決定する．

3 その他のマネジメント

表1

薬物療法の概要

<table>
<tr><th colspan="2">分 類</th><th>成分（一般名）</th><th>商品名</th></tr>
<tr><td colspan="2" rowspan="6">非ステロイド性抗炎症薬（NSAIDs）</td><td>アスピリン</td><td>アスピリン</td></tr>
<tr><td>ロキソプロフェンナトリウム水和物</td><td>ロキソニン，オロロックス</td></tr>
<tr><td>ジクロフェナクナトリウム</td><td>ボルタレン，ナポール SR</td></tr>
<tr><td>インドメタシン</td><td>イドメシン，インテバン</td></tr>
<tr><td>セレコキシブ</td><td>セレコックス</td></tr>
<tr><td>メロキシカム</td><td>モービック</td></tr>
<tr><td colspan="2" rowspan="2">ステロイド性抗炎症薬</td><td>プレドニゾロン</td><td>プレドニン，プレドニゾロン，プレドハン</td></tr>
<tr><td>デキサメタゾン</td><td>デカドロン</td></tr>
<tr><td colspan="2">アセトアミノフェン</td><td>アセトアミノフェン</td><td>カロナール，ピリナジン</td></tr>
<tr><td colspan="2" rowspan="2">抗てんかん薬</td><td>ガバペンチン</td><td>ガバペン</td></tr>
<tr><td>バルプロ酸ナトリウム</td><td>デパケン，セレニカ</td></tr>
<tr><td rowspan="4">抗うつ薬</td><td rowspan="2">三環系抗うつ薬</td><td>イミプラミン塩酸塩</td><td>トフラニール，イミドール</td></tr>
<tr><td>アミトリプチリン塩酸塩</td><td>トリプタノール</td></tr>
<tr><td>SSRI</td><td>パロキセチン塩酸塩水和物</td><td>パキシル</td></tr>
<tr><td>SNRI</td><td>ミルナシプラン塩酸塩</td><td>トレドミン</td></tr>
<tr><td colspan="2">抗不安薬</td><td>ジアゼパム</td><td>セルシン，ダイアップ</td></tr>
<tr><td colspan="2" rowspan="6">オピオイド鎮痛薬</td><td>トラマドール</td><td>トラムセット（アセトアミノフェンとの合剤），トラマール，ワントラム</td></tr>
<tr><td>ブプレノフフェン</td><td>ノルスパンテープ</td></tr>
<tr><td>コデイン</td><td>リン酸コデイン</td></tr>
<tr><td>モルヒネ</td><td>塩酸モルヒネ</td></tr>
<tr><td>フェンタニル</td><td>デュロテップ MT パッチ，ワンデュロパッチ，フェントステープ</td></tr>
<tr><td>塩酸ペンタゾシン</td><td>ペンタゾシン</td></tr>
</table>

一般に，痛みのマネジメントとして最初に選択されるものは，経口鎮痛薬をはじめとする薬物療法であり，リハビリテーションが開始される時点ではほとんどの患者が薬物療法を受けている．そのため，リハビリテーション専門職は患者が受けている薬物療法の内容を理解しておく必要があり，しかも，薬物投与から効果が発現する時間なども考慮したうえでリハビリテーションを展開することが肝要である[94]．

現在，鎮痛を目的に日常診療において使用頻度が高い薬剤は，①非ステロイド性抗炎症薬（non-steroidal anti-inflammatory drugs：NSAIDs），②ステロイド性抗炎症薬，③アセトアミノフェン，④抗てんかん薬・抗うつ薬・抗不安薬，⑤オピオイド鎮痛薬，などであり，痛みの種類や病態に応じて処方されている．

そこで，次項からこれらの薬剤の特徴などを述べ，リハビリテーションを展開するうえで必要となる薬剤の基礎知識を整理する．

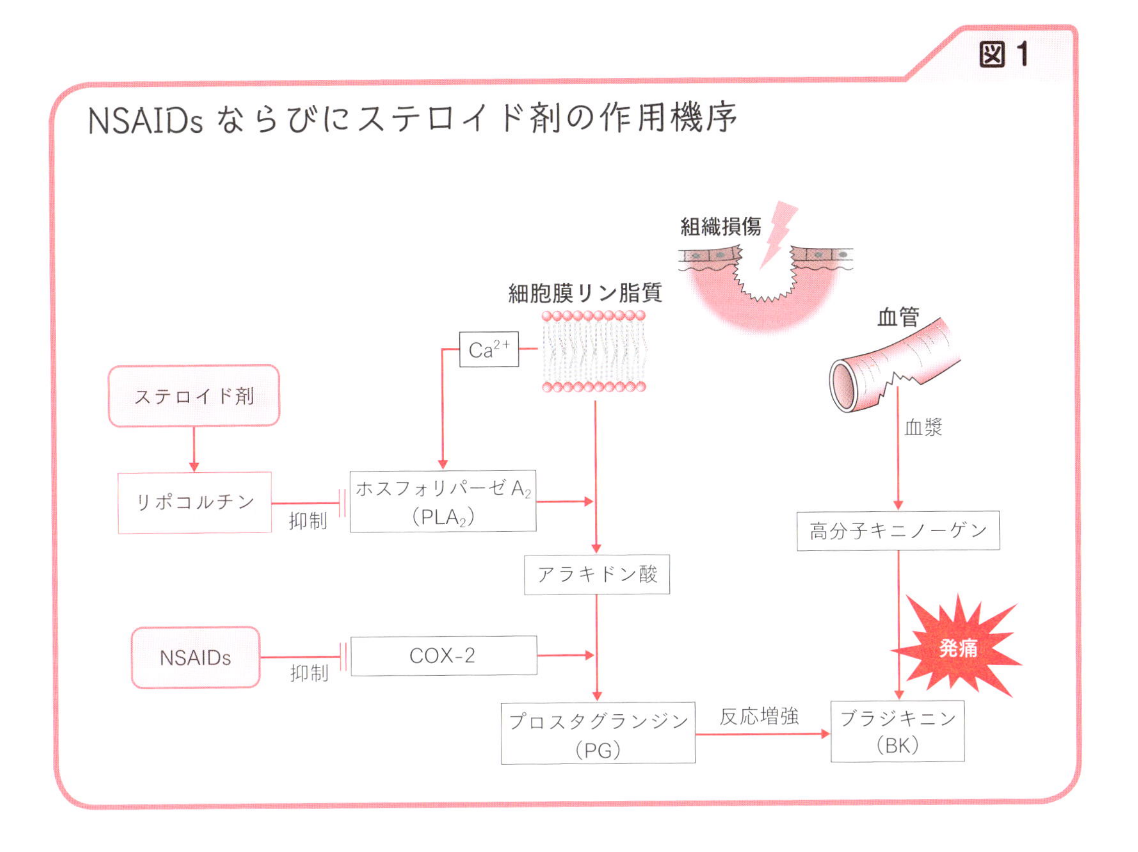

① NSAIDs

NSAIDsは，鎮痛効果を発揮する薬剤のなかでも日常診療で最も頻繁に使用されており，組織損傷後などの侵害受容性疼痛に対して効果を発揮する．また，わが国の腰痛診療ガイドラインでは，急性および慢性の腰痛症に対して第一選択薬になっている[95]．

組織損傷後に炎症が発生すると，細胞内のカルシウムイオン（Ca^{2+}）の上昇などを契機として，ホスフォリパーゼ A_2 (phospholipase A_2: PLA_2) と呼ばれる酵素が活性化し，細胞膜のリン脂質からアラキドン酸が産生される．そして，アラキドン酸にCOX（cyclooxygenase）-2と呼ばれる酵素が作用するとプロスタグランジン（PG）が産生される．PGはブラジキニン（BK）による発痛作用を増強する働きがあることから，その産生を抑えれば鎮痛につながる[96]．つまり，NSAIDsはCOX-2の活性を阻害することでPGの産生を抑え，鎮痛効果を発揮している．しかし，COXには炎症などで発現・誘導されるCOX-2のほかに，胃腸，腎，血小板などで恒常的に発現し，これらの組織保護として作用しているCOX-1と呼ばれるサブタイプが存在する[97,98]．つまり，NSAIDsの投与はCOX-2のみならず，COX-1の合成を阻害することから，消化管障害や腎障害，高血圧，血小板凝集抑制などの副作用が発生することがある．なお，セレコキシブやメロキシカムはCOX-2特異的阻害薬として開発・商品化された薬剤で，消化管障害などの副作用は少ないといわれている[99]．

② ステロイド性抗炎症薬

ステロイド性抗炎症薬，すなわちステロイド剤は，副腎皮質ホルモンの糖質コルチコイドや鉱質コルチコイド作用のある人工的に合成された薬剤である．ステロイド剤は細胞膜を透過することが可能で，細胞内の糖質コルチコイド受容体に結合し，リポコルチンを合成する．リポコルチンはアラキドン酸の産生に関与する PLA_2 の活性を阻害することが知られており，その結果，細胞膜のリン脂質からアラキドン酸が産生されるのを抑え，結果的に PG の産生が抑制されることで鎮痛効果が生じる[96]．また，ステロイド剤は好中球やマクロファージの活性を抑え，炎症性サイトカインの産生を抑制する作用もあり，これによっても鎮痛効果が発揮される[96]．

③ アセトアミノフェン

アセトアミノフェンは 1950 年代より臨床応用されており，長い歴史における豊富な使用経験とその安全性の高さなどから，世界の多くのガイドラインにおいて，慢性疼痛の第一選択薬に位置づけられている．また，わが国の腰痛診療ガイドラインでも，急性および慢性の腰痛症に対して第一選択薬になっている[95]．加えて，アセトアミノフェンは WHO 方式がん疼痛治療法の三段階ラダーの第一選択薬として，NSAIDs とともに非オピオイド鎮痛薬に分類されており，日常診療においてはその使い分けが重要とされている[100]．

アセトアミノフェンの鎮痛効果の機序に関しては，①中枢神経系における COX-1，COX-2 の阻害，②中枢神経系における一酸化窒素合成酵素（nitric oxide synthase：NOS）の阻害，③内因性カンナビノイド受容体（CB）-1 の活性化，④間接的なセロトニン（5-HT）作動性下行性疼痛抑制系の賦活，⑤中枢神経系の TRPV1 受容体の活性化による鎮痛，などといった中枢機序が想定されており，末梢組織における消炎鎮痛作用は弱いとされている[101]．しかし，現在も作用機序の詳細は明らかになっていない．

④ 抗てんかん薬・抗うつ薬・抗不安薬

抗てんかん薬

神経障害性疼痛の第一選択薬となっているプレガバリンと同様に，抗てんかん薬には Ca^{2+} チャネル阻害薬としての働きがあることから，神経障害性疼痛や片頭痛などに用いられている[96, 102]．加えて，抗てんかん薬には一次侵害受容ニューロンの Aδ 線維から分泌される神経伝達物質のグルタミン酸の作用を抑制する働きや，抑制性の神経伝達物質であるγアミノ酪酸（GABA）の作用を促進するといった働きもあり，これらによって鎮痛効果が発揮される[96]．

なお，神経障害性疼痛の第一選択薬であるプレガバリンも，欧州では部分てんかんや全般性不安障害の第二選択薬に位置づけている．

抗うつ薬

抗うつ薬には，三環系抗うつ薬や選択的セロトニン再取り込み阻害薬（selective serotonin reuptake inhibitor：SSRI），選択的セロトニン・ノルアドレナリン再取り込み阻害薬（selective serotonin noradrenalin reuptake inhibitor：SNRI）などがあり，抗うつ作用のみではなく，鎮痛効果を有することが知られている．日常診療では，慢性疼痛の治療に用いられており，特に神経障害性疼痛に対しては，プレガバリンとともに第一選択薬に位置づけられている[102]．

抗うつ薬の鎮痛効果の機序として，三環系抗うつ薬にはセロトニンとノルアドレナリンの再取り込みを阻害する作用がある．また，SSRIはセロトニントランスポーターに結合して，セロトニンの再取り込みを阻害する作用があり，SNRIはセロトニントランスポーターに加え，ノルアドレナリントランスポーターにも結合して，これらの再取り込みを阻害する．つまり，抗うつ薬は，セロトニンやノルアドレナリンの働きを助け，下行性疼痛抑制系を賦活化することで鎮痛効果が発揮される[96]．

抗不安薬

抗不安薬にはベンゾジアゼピン系とチエノジアゼピン系があり，脳内のニューロンに存在するGABA受容体の一部にベンゾジアゼピンの選択的結合部位がある．そして，ベンゾジアゼピン系の抗不安薬であるジアゼパムなどは，それ自体には鎮痛効果は少ないものの，情動を司っている前帯状回や島皮質のニューロンに存在するGABA受容体に結合することによって，抗不安作用や睡眠誘発作用を生じる．そして，慢性疼痛患者の多くは強い不安を抱え睡眠障害を呈していることも少なくないため，これらの症状の軽減を目的に抗不安薬が処方されることがある[96]．

5 オピオイド鎮痛薬

NASAIDsなどでは効果が不十分ながん性疼痛に対しては，しばしばオピオイド鎮痛薬が使用されている．最近は，重篤な外傷や侵襲性の大きい術後などによって生じる強い急性痛やその他の治療に抵抗性が強く，使用の妥当性と安全性が担保されている場合の慢性疼痛に対しても，オピオイド鎮痛薬が使用されている．

オピオイド鎮痛薬とは，生体内のオピオイド受容体に結合して鎮痛効果を発揮する薬剤の総称であり，医療用麻薬とその類似物質に分類される．具体的な鎮痛効果の機序としては，一次侵害受容ニューロンの末梢側ならびに脊髄側終末に数多く存在するオピオイド受容体へのリガンド結合によって，Ca^{2+}チャネルの活性化が抑えられ，発痛作用のあるサブスタンスP（SP）などの神経伝達物質の放出が減少することが関与しているといわれている[96, 103]．加えて，オピオイド受容体は一次侵害受容ニューロンのみならず，脊髄から上位の中枢神経にも発現している[103, 104]．つまり，オピオイド鎮痛薬は，上記の機序に基づいて侵害受容器の興奮を抑える作用のみならず，脊髄後角から大脳皮質感覚野に至る痛覚伝導経路におけるニューロン活動を抑える作用がある．加えて，中脳水道灰白質（PAG）や延髄網様体細胞などにも作用し，下行性疼痛抑制系を賦活化する作用もある[96, 103, 104]．

一方，オピオイド鎮痛薬の副作用としては便秘や嘔吐が低用量から認められ，そのほかに眠気や皮膚の痒み（皮膚掻痒），口渇などもあり，過量により行動抑制や呼吸抑制が認められることがある．また，乱用・依存に陥る頻度としては，がん性疼痛患者では0.2％以下[105]，慢性非がん性疼痛患者では3.27％との報告があり，オピオイド以外の薬物やアルコールの依存歴がない場合は0.19％まで減少するとされている[106]．

表2

痛みに対するインターベンショナル治療の概要

分　類	目的など	具体例
神経ブロック治療	局所麻酔薬などを用いて神経機能を一時的または長期的に遮断	脳神経ブロック，脊髄神経ブロック，交感神経ブロック
外科治療	炎症組織の掻破・切除	滑膜切除術，骨髄掻破術，人工関節置換術
	機械的刺激（不安定性）の除去	骨接合術，靭帯再建術，脊椎固定術
	神経組織の圧迫除去	神経開放術，神経移行術
ニューロモデュレーション	神経系に生じた機能異常を薬剤や微弱な電流を流すことで，正常な機能に回復させる治療	末梢神経刺激，脊髄刺激療法，脳深部刺激療法，運動野刺激療法

痛みに対しては，侵襲的手段であるインターベンショナル治療も広く行われている．主なものとしては，神経ブロック治療，外科治療，ニューロモデュレーションが挙げられ，その概要は以下の通りである．なお，インターベンショナル治療は，個々の患者で期待できる効果とリスクのバランスが十分に検討されたうえで，インフォームドコンセントのもとに実施されている．

神経ブロック治療については，日本ペインクリニック学会で「脳・脊髄神経や交感神経節の近傍に針を刺入して，局所麻酔薬または神経破壊薬を用いて化学的に，あるいは高周波熱凝固術や圧迫などによって物理的に，神経機能を一時的または長期的に遮断する方法」と定義されており[107]，ペインクリニック領域で広く行われている．

外科治療，いわゆる手術には，炎症組織の掻破・切除を目的とした滑膜切除術や人工関節置換術，痛みを誘発する機械的刺激，すなわち骨や靭帯などの不安定性の除去を目的とした骨接合術や靭帯再建術，神経組織の圧迫除去を目的とした神経開放術や神経移行術などがある[108]．

保存的治療に抵抗性を示す難治性疼痛に対しニューロモデュレーションと呼ばれる治療が適用される場合がある[109]．これは，神経系に生じた機能異常を薬剤や微弱な電流を流すことで正常な機能に回復させる治療であり，将来的には治療技術やデバイスの革新によってこの範疇に含まれる治療法はさらに増加すると予想されている[109]．

表3

神経ブロック治療

脳神経ブロック	脊髄神経ブロック	交感神経ブロック	その他
三叉神経ブロック 眼窩上神経ブロック 上顎神経ブロック 眼窩下神経ブロック 下顎神経ブロック 耳介側頭神経ブロック オトガイ神経ブロック 舌咽神経ブロック	頚・胸・腰部硬膜外ブロック 仙骨硬膜外ブロック 頚・胸・腰部神経根ブロック 後頭神経ブロック 浅・深神経叢ブロック 肩甲上神経ブロック 腕神経叢ブロック 傍脊椎神経ブロック 肋間神経ブロック 後枝内側枝ブロック 腰神経叢ブロック 坐骨神経ブロック くも膜下フェノールブロック	星状神経ブロック 翼口蓋神経節ブロック 局所静脈内交感神経ブロック 胸部交感神経節ブロック 腰部交感神経節ブロック 下腸間膜動脈神経叢ブロック 上下腹神経叢ブロック 不対神経叢ブロック	関節内注射 （肩・肘・膝・股・椎間関節，仙腸関節） 椎間板内注入療法 エピドラスコピー トリガーポイント注射

痛み治療に用いる神経ブロック（注射）の一覧を示している．

（文献110より引用改変）

神経ブロック治療は，ペインクリニック領域で広く行われており，一時的な鎮痛目的のみならず，痛み疾患の治癒促進や痛みの軽減を目的とした有力な痛み治療の一つといわれている[110]．痛み治療に用いられる神経ブロック（注射）は，脳神経ブロック，脊髄神経ブロック，交感神経ブロックに大別でき，30種類以上のものが存在する[110]．

神経ブロック治療の生体にもたらす効果としては，①直接的な痛覚伝導路の遮断による鎮痛，②痛みの悪循環の遮断による発痛機序の抑制，③交感神経機能の遮断による局所血流の増加と，それに伴う局所状態の改善，④神経機能の一時的遮断による神経変性などの抑制ならびに痛み発生の予防，⑤運動機能の遮断による痙攣の抑制などが挙げられる[110]．そして，神経ブロック治療は組織損傷後などに生じる急性痛に対しても即時効果が高く，患者のADLを速やかに改善させることが可能であるため，非常に価値のある治療で，しかも第一選択の治療にもなり得るとされている[110]．

インターベンショナル治療の一つである神経ブロック治療は，薬物療法やリハビリテーションといった保存的治療と外科治療の間に位置する治療法である．しかし，神経ブロック治療の効果は長くても数週間と短期間であることから[111, 112]，慢性疼痛に対しては長期的な効果は期待できず，そのため，保存的治療との併用は不可欠である．特にリハビリテーションと併用することによってADL，QOLは大きく改善することが期待されることから，ペインクリニック領域でもリハビリテーションの重要性・必要性は非常に高まっているといえよう．

図2

外科治療

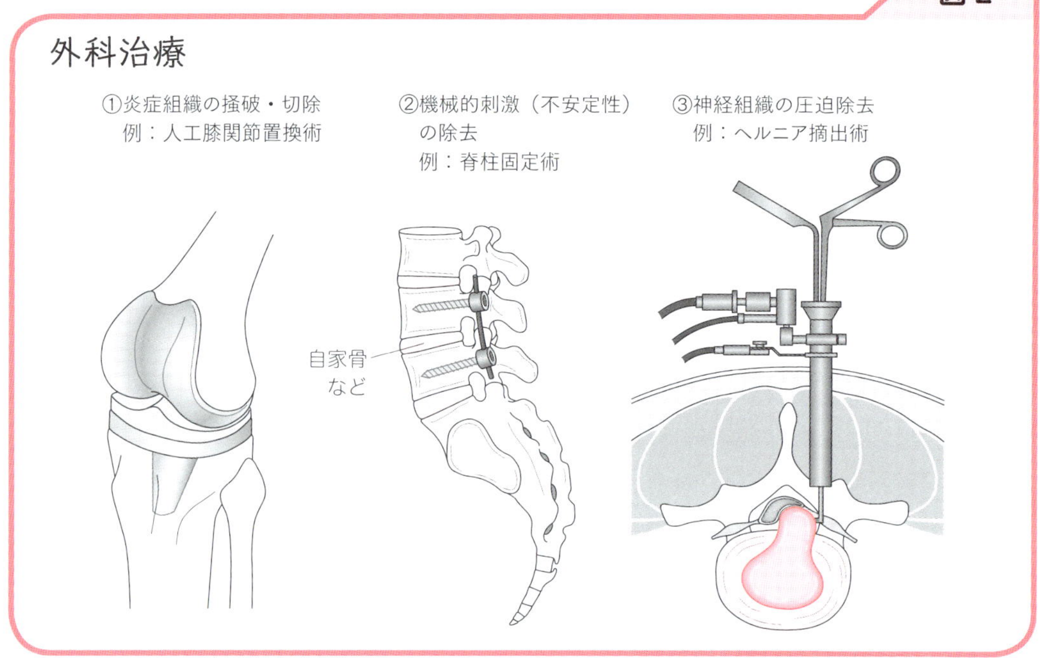

1 炎症組織の掻破・切除

関節リウマチや感染などが原因で，滑膜や関節軟骨，骨，椎間板などの組織に炎症が生じ，自己免疫力による自然治癒や各種の薬物療法による炎症の沈静化が図れない場合，あるいは関節軟骨の破壊が著明で，軟骨やその周辺の病変が痛みの原因になっている場合などは，炎症組織の掻破・切除を目的に外科治療が適用される．具体的な手術として，四肢の関節や脊椎の炎症が原因となっている場合は，滑膜切除術や骨髄掻破術などが行われることが多く，変形性関節症などで軟骨病変が痛みの原因となっている場合は，人工関節置換術が行われている．

2 機械的刺激（不安定性）の除去

骨や靭帯といった生体の支持組織の機能不全によって不安定性が生じ，これが原因で機械的刺激が高まり痛みが生じている場合は，骨接合術や靭帯再建術などが行われている．また，脊椎に滑りや不安定性がある場合は椎間板，椎間関節あるいは靭帯を含めた脊柱周囲の軟部組織に機械的刺激が加わり，痛みが生じる．この場合は脊椎の動きを制御するため，各種の脊椎固定術が行われている．

3 神経組織の圧迫除去

神経組織が圧迫を受けると，運動神経のみならず感覚神経にも伝導障害が生じ，これが痛みの原因になる場合がある．また，神経組織の圧迫部位では Na^{+}チャネルの異常な蓄積により異所性発火が生じたり，機械的刺激に対して過敏になると痛みが発生する．加えて，神経組織の血流障害でも痛みが発生することがある．そのため，神経組織の圧迫や血流障害を改善する目的で，神経開放術や神経移行術などが行われている．

表4

ニューロモデュレーション

治療部位	治療法	適　応
末梢神経	末梢神経刺激 peripheral nerve stimulation：PNS	比較的局所の慢性疼痛全般：頭部・顔面の帯状発疹後神経痛，後頭神経痛，特発性顔面痛など
	● 経皮的末梢神経電気刺激 transcutaneous electrical nerve stimulation：TENS	局所の慢性疼痛全般：慢性腰痛，末梢性神経障害性疼痛など
脊　髄	脊髄刺激療法 spinal cord stimulation：SCS	さまざまな神経障害性疼痛
	● 脊髄後根進入部破壊術	幻視痛や神経叢引き抜き損傷後疼痛に対して施行されることが多い
	● ドラッグポンプによる薬物の持続髄腔内投与	主にがん性疼痛に対するオピオイドの投与
間　脳	脳深部刺激療法（視床知覚中継核刺激など） deep brain stimulation：DBS	主に脊髄・末梢性の神経障害性疼痛
大脳皮質	運動野刺激療法 motor cortex stimulation：MCS	さまざまな神経障害性疼痛 特に，視床痛などの脳卒中後の中枢性疼痛に対して施行されることが多い
	● 反復経頭蓋磁気刺激 repetitive transcranial magnetic stimulation：rTMS	
	● 経頭蓋直流電気刺激 transcranial direct-current stimulation：tDCS	

（文献109より引用改変）

Chap. 3

ニューロモデュレーションの治療部位は末梢神経，脊髄，間脳，大脳皮質であり，それぞれに対する治療法と主な適応は以下の通りである[109]．

① 末梢神経刺激（PNS）

PNSは頭部・顔面の帯状発疹後神経痛，後頭神経痛，特発性顔面痛などのような限局した狭い領域の痛みが主な適応となる．なお，物理療法で用いられるTENSもPNSの範疇に含まれる．

② 脊髄刺激療法（SCS）

SCSはさまざまな神経障害性疼痛が適応となり，その奏効率も高いことが示されている[113, 114]．加えて，比較的簡便に低侵襲で施行可能なためニューロモデュレーションの第一選択に位置づけられている[109]．

③ 脳深部刺激療法（DBS）

DBSは間脳およびその周辺がターゲットで，定位脳手術を用いて行われる．SCSと同様にさまざまな神経障害性疼痛が適応となるが，実際にはSCSの無効例に対して施行されることが多い．そして，この場合の主なターゲットは視床核であり，視床知覚中継核刺激とも呼ばれる．

④ 運動野刺激療法（MCS）

MCS とは元来，大脳皮質運動野に電極を設置し，電気刺激を行う方法であるが，今日の臨床では反復経頭蓋磁気刺激（rTMS）や経頭蓋直流電気刺激（tDCS）を用い，頭皮上から運動野を刺激する方法が多く行われている[115]．さまざまな神経障害性疼痛が適応となるが，特に，視床痛などの脳卒中後の中枢性疼痛に対して施行されることが多い．疼痛軽減のメカニズムは不明であるが，脳イメージングの研究から運動野と視床との連絡の活性化，前帯状回，視床下部，中脳被蓋への作用，上位脳幹の活性化による下行性疼痛抑制系の関与が考えられている[116]．

文 献

1) Radnovich R, Chapman CR, Gudin JA, et al：Acute pain：effective management requires comprehensive assessment. Postgrad Med 126：59-72, 2014.
2) 松原貴子：慢性痛．"機能障害科学入門"千住秀明 監修，沖田 実，他 編．神陵文庫出版部，pp43-67，2010.
3) Nakabayashi K, Sakamoto J, Kataoka H, et al：Effect of continuous passive motion initiated after the onset of arthritis on inflammation and secondary hyperalgesia in rats. Physiol Res 65：683-691, 2016.
4) 片岡英樹，沖田 実：急性痛に対するリハビリテーション．Pain Rehabilitation 6：7-15，2016.
5) 沖田 実：理学療法．"臨床に役立つ神経障害性痛の理解"井関雅子 編．文光堂，pp83-87，2015.
6) 松原貴子：痛みのリハビリテーション．"痛みの集学的診療：痛みの教育カリキュラム"日本疼痛学会痛みの教育コアカリキュラム編集委員会 編．真興交易医書出版部，pp153-168，2016.
7) Hamaue Y, Nakano J, Sekino Y, et al：Effects of Vibration Therapy on Immobilization-induced Hypersensitivity in Rats. Phys Ther 95：1015-1026, 2015.
8) Godges JJ, Anger MA, Zimmerman G, et al：Effects of education on return-to-work status for people with fear-avoidance beliefs and acute low back pain. Phys Ther 88：231-239, 2008.
9) Koes BW, van Tulder M, Lin CW, et al：An updated overview of clinical guidelines for management of non-specific low back pain in primary care. Eur Spine J 19：2075-2094, 2010.
10) 平賀勇貴，竹田朋未，平川善之：人工膝関節置換術後患者のビデオによる術前，術後教育は破局的思考を軽減させる．Pain Rehabilitation 5：22-27，2015.
11) Gambatesa M, D'Ambrosio A, D'Antini D, et al：Counseling, quality of life, and acute postoperative pain in elderly patients with hip fracture. J Multidiscip Healthc 6：335-346, 2013.
12) 沖田 実：末梢組織に対するリハビリテーション．"ペインリハビリテーション"松原貴子，他 著．三輪書店，pp304-326，2011.
13) Ni SH, Jiang WT, Guo L, et al：Cryotherapy on postoperative rehabilitation of joint arthroplasty. Knee Surg Sports Traumatol Arthrosc 23：3354-3361, 2015.
14) Adie S, Kwan A, Naylor JM, et al：Cryotherapy following total knee replacement. Cochrane Database Syst Rev 12：CD007911, 2012.
15) 中野治郎，他：疼痛に対する物理療法の基礎的背景とエビデンス．理学療法 33：416-423，2016.
16) Sbruzzi G, Silveira SA, Silva DV, et al.：Transcutaneous electrical nerve stimulation after thoracic surgery: systematic review and meta-analysis of randomized trials. Rev Bras Cir Cardiovasc 27：75-87, 2012.
17) Woodruff LD, Bounkeo JM, Brannon WM, et al：The efficacy of laser therapy in wound repair：a meta-analysis of the literature. Photomed Laser Surg 22：241-247, 2004.
18) Bjordal JM, Lopes-Martins RA, Joensen J, et al：A systematic review with procedural assessments and meta-analysis of low level laser therapy in lateral elbow tendinopathy (tennis elbow). BMC Musculoskelet Disord 9：75, 2008.
19) da Silva Junior EM, Mesquita-Ferrari RA, França CM, et al：Modulating effect of low intensity pulsed ultrasound on the phenotype of inflammatory cells. Biomed Pharmacother 96：1147-1153, 2017.
20) Zhang X, Hu B, Sun J, et al：Inhibitory Effect of Low-Intensity Pulsed Ultrasound on the Expression of Lipopolysaccharide-Induced Inflammatory Factors in U937 Cells. J Ultrasound Med 36：2419-2429, 2017.
21) Gebremariam L, Hay EM, van der Sande R, et al：Subacromial impingement syndrome—effectiveness of physiotherapy and manual therapy. Br J Sports Med 48：1202-1208, 2014.
22) van den Bekerom MP, van der Windt DA, Ter Riet G, et al：Therapeutic ultrasound for acute ankle sprains. Cochrane Database Syst Rev 15：CD001250, 2011.
23) Desmeules F, Boudreault J, Roy JS, et al：The efficacy of therapeutic ultrasound for rotator cuff tendinopathy: A systematic review and meta-analysis. Phys Ther Sport 16：276-284, 2015.
24) Cameron MH：超音波．"EBM 物理療法（原著第3版）"Cameron MH 編著，渡部一郎 訳．医歯薬出版，pp185-215，2011.
25) Dahm KT, Bruberg KG, Jamtredt G, et al：Advice to rest in bed versus advice to stay active for acute low-back pain and sciatica. Cochrane Database Syst Rev 16：CD007612, 2010.
26) 寺中 香，坂本淳哉，近藤康隆，他：ラット膝関節炎モデルに対する患部の不動ならびに低強度の筋収縮運動が腫脹や痛覚閾値におよぼす影響．PAIN RESEARCH 29：151-160，2014.
27) Lenssen AF, De Bie RA, Bulstra SK, et al：Continuous passive motion (CPM) in rehabilitation following total knee arthroplasty：A randomised controlled trial. Physical Therapy Reviews 8：123-129, 2003.
28) Naugle KM, Fillingim RB, Riley JL 3rd：A meta-analytic review of the hypoalgesic effects of exercise. J Pain 13：1139-1150, 2012.
29) Brito RG, Rasmussen LA, Sluka KA：Regular physical activity prevents development of chronic muscle pain through modulation of supraspinal opioid and serotonergic mechanisms. Pain Rep 2：e618, 2017.
30) Chuganji S, Nakano J, Sekino Y, et al：Hyperalgesia in an immobilized rat hindlimb：effect of treadmill exer-

cise using non-immobilized limbs. Neurosci Lett 584：66-70, 2015.

31）上　勝也，田口　聖，田島文博，他：神経障害性疼痛モデルマウスの Exercise-induced hypoalgesia に対する強制運動と自発運動の効果とそのメカニズム．PAIN RESEARCH 30：216-229，2015.

32）Geneen LJ, Moore RA, Clarke C, et al：Physical activity and exercise for chronic pain in adults：an overview of Cochrane Reviews. Cochrane Database Syst Rev 4：CD011279, 2017.

33）Nicholas MK, Asghari A, Blyth FM, et al：Long-term outcomes from training in self-management of chronic pain in an elderly population：a randomized controlled trial. Pain 158：86-95, 2017.

34）Skou ST, Arendt-Nielsen L, Roos EM：Exercise therapy：an important pain reliever in knee osteoarthritis. Arendt-Nielsen L, Perrot S (eds)：Pain in the Joints. LWW, Philadelphia, 2016, pp153-166.

35）Roos EM, Juhl CB：Osteoarthritis 2012 year in review：rehabilitation and outcomes. Osteoarthritis Cartilage 20：1477-1483, 2012.

36）IASP：Fact Sheets on Joint Pain. 2016 Global Year Against Pain in the Joints. http://www.iasp-pain.org/GlobalYear/JointPain, 2016

37）Chou R, Qaseem A, Snow V, et al：Diagnosis and treatment of low back pain：a joint clinical practice guideline from the American College of Physicians and the American Pain Society. Ann Intern Med 147：478-491, 2007.

38）Ambrose KR, Golightly YM：Physical exercise as non-pharmacological treatment of chronic pain：Why and when. Best Pract Res Clin Rheumatol 29：120-130, 2015.

39）Qaseem A, Wilt TJ, McLean RM, et al：Noninvasive treatments for acute, subacute, and chronic low back pain：a Clinical Practice Guideline From the American College of Physicians. Ann Intern Med 166：514-530, 2017.

40）Chou R, Deyo R, Friedly J, et al：Nonpharmacologic therapies for low back pain：a systematic review for an American College of Physicians Clinical Practice Guideline. Ann Intern Med 166：493-505, 2017.

41）Saragiotto BT, Maher CG, Yamato TP, et al：Motor control exercise for chronic non-specific low-back pain. Cochrane Database Syst Rev：CD012004, 2016.

42）Saragiotto BT, Maher CG, Yamato TP, et al：Motor control exercise for nonspecific low back pain：a Cochrane Review. Spine (Phila Pa 1976) 41：1284-1295, 2016.

43）McAlindon TE, Bannuru RR, Sullivan MC, et al：OARSI guidelines for the non-surgical management of knee osteoarthritis. Osteoarthritis Cartilage 22：363-388, 2014.

44）Papandony MC, Chou L, Seneviwickrama M, et al：Patients' perceived health service needs for osteoarthritis (OA) care: a scoping systematic review. Osteoarthritis Cartilage 25：1010-1025, 2017.

45）Meeus M, Nijs J, Wilgen PV, et al：Moving on to movement in patients with chronic joint pain. IASP Pain Clinical Updates 24. 2016, http://iasp.files.cms-plus.com/AM/Images/PCU/PCU%2024-1.Meeus.WebFINAL.pdf

46）Smart KM, Wand BM, O'Connell NE：Physiotherapy for pain and disability in adults with complex regional pain syndrome (CRPS) types I and II. Cochrane Database Syst Rev 2：CD010853, 2016.

47）松原貴子：運動による疼痛抑制の神経メカニズム．ペインクリニック 35：1655-1661，2014.

48）松原貴子：EIH について：ペインリハビリテーションの観点から．ペインクリニック 38：601-608，2017.

49）Bement MH, Sluka KA：Exercise-induced hypoalgesia：an evidence-based review. Mechanisms and management of pain for the physical therapist, 2 nd ed. Sluka KA (ed), LWW, Wolters Kluwer Health, 2016, pp177-201.

50）Naugle KM, Fillingim RB, Riley JL 3rd：A meta-analytic review of the hypoalgesic effects of exercise. J Pain 13：1139-1150, 2012.

51）Vaegter HB, Handberg G, Graven-Nielsen T：Similarities between exercise-induced hypoalgesia and conditioned pain modulation in humans. Pain 155：158-167, 2014.

52）Lannersten L, Kosek E：Dysfunction of endogenous pain inhibition during exercise with painful muscles in patients with shoulder myalgia and fibromyalgia. Pain 151：77-86, 2010.

53）Kami K, Tajima F, Senba E：Exercise-induced hypoalgesia: potential mechanisms in animal models of neuropathic pain. Anat Sci Int 92：79-90, 2017.

54）上　勝也，田島文博，仙波恵美子：運動療法の鎮痛メカニズム．ペインクリニック 38：571-579，2017.

55）Janal MN, Colt EW, Clark WC, et al：Pain sensitivity, mood and plasma endocrine levels in man following long-distance running: effects of naloxone. Pain 19：13-25, 1984.

56）Racine M, Tousignant-Laflamme Y, Kloda LA, et al：A systematic literature review of 10 years of research on sex/gender and experimental pain perception-part 1：are there really differences between women and men? Pain 153：602-618, 2012.

57）Galdino G, Romero T, Andrade I, et al：Opioid receptors are not involved in the increase of the nociceptive threshold induced by aerobic exercise. Neurosciences 19：33-37, 2014.

58）Cote JN, Hoeger Bement MK：Update on the relation between pain and movement: consequences for clinical

practice. Clin J Pain 26：754－762, 2010.
59) Dietrich A, McDaniel WF：Endocannabinoids and exercise. Br J Sports Med 38：536－541, 2004.
60) Hohmann AG, Suplita RL 2nd：Endocannabinoid mechanisms of pain modulation. AAPS J 8：E693－708, 2006.
61) Sparling PB, Giuffrida A, Piomelli D, et al：Exercise activates the endocannabinoid system. Neuroreport 14：2209－2211, 2003.
62) Fuss J, Steinle J, Bindila L, et al：A runner's high depends on cannabinoid receptors in mice. Proc Natl Acad Sci USA 112：13105－13108, 2015.
63) Koltyn KF, Brellenthin AG, Cook DB, et al：Mechanisms of exercise-induced hypoalgesia. J Pain 15：1294－1304, 2014.
64) Galdino G, Romero TR, Silva JF, et al：The endocannabinoid system mediates aerobic exercise-induced antinociception in rats. Neuropharmacology 77：313－324, 2014.
65) Fumoto M, Oshima T, Kamiya K, et al：Ventral prefrontal cortex and serotonergic system activation during pedaling exercise induces negative mood improvement and increased alpha band in EEG. Behav Brain Res 213：1－9, 2010.
66) Ohmatsu S, Nakano H, Tominaga T, et al：Activation of the serotonergic system by pedaling exercise changes anterior cingulate cortex activity and improves negative emotion. Behav Brain Res 270：112－117, 2014.
67) de Souza GG, Duarte ID, de Castro Perez A：Differential involvement of central and peripheral α2 adrenoreceptors in the antinociception induced by aerobic and resistance exercise. Anesth Analg 116：703－711, 2013.
68) 上 勝也，仙波恵美子：神経障害性痛に対する運動療法の効果とそのメカニズム．ペインクリニック 35：1007－1017，2014.
69) 松原貴子：慢性痛患者への具体的な運動指導法．“慢性疼痛診療ハンドブック” いたみ医学研究情報センター 編，中外医学社，pp244-263，2016.
70) Sluka KA：Peripheral and central mechanisms of chronic musculoskeletal pain. Pain Manag 3：103－107, 2013.
71) Meeus M, Roussel NA, Truijen S, et al：Reduced pressure pain thresholds in response to exercise in chronic fatigue syndrome but not in chronic low back pain: an experimental study. J Rehabil Med 42：884－890, 2010.
72) Light AR, White AT, Hughen RW, et al：Moderate exercise increases expression for sensory, adrenergic, and immune genes in chronic fatigue syndrome patients but not in normal subjects. J Pain 10：1099－1112, 2009.
73) 松原貴子：痛みのリハビリテーション．“痛みの集学的診療：痛みの教育コアカリキュラム” 日本疼痛学会痛みの教育コアカリキュラム編集委員会 編，真興交易医書出版部，pp153－168，2016.
74) 松原貴子：慢性疼痛のリハビリテーションと理学療法．“日本は慢性疼痛にどう挑戦していくのか” 医薬品医療機器レギュラトリーサイエンス財団 編，薬事日報社，2017，pp69－77.
75) Kroll HR：Exercise therapy for chronic pain. Phys Med Rehabil Clin N Am 26：263－281, 2015.
76) 厚生労働省：健康づくりのための身体活動基準 2013. http://www.mhlw.go.jp/stf/houdou/2r9852000002xple-att/2r9852000002xpqt.pdf
77) 厚生労働省：健康づくりのための身体活動基準 2013（概要）. http://www.mhlw.go.jp/stf/houdou/2r9852000002xple-att/2r9852000002xppb.pdf
78) 細井昌子：痛みの心理療法．“痛みの集学的診療：痛みの教育コアカリキュラム” 日本疼痛学会痛みの教育コアカリキュラム編集委員会 編，真興交易医書出版部，pp102－118，2016.
79) Loeser JD：Concepts of pain. Stanton-Hicks M, Boaz R (eds)：Chronic low back pain. Raven Press, New York, 1982, pp109－142.
80) 大森英哉：認知行動療法．“痛み診療キーポイント” 川真田樹人 編．文光堂，p246，2014.
81) McCracken LM, Carson JW, Eccleston C, et al：Acceptance and change in the context of chronic pain. Pain 109：4－7, 2004.
82) Fordyce WE, Fowler RS Jr, Lehmann JF, et al：Operant conditioning in the treatment of chronic pain. Arch Phys Med Rehabil 54：399－408, 1973.
83) 松原貴子：慢性疼痛に対する認知行動療法―活動促進のための秘訣．整形・災害外科 61：853－858，2018.
84) 松原貴子：認知行動療法．Practice of Pain Management 4：100－105，2013.
85) 細越寛樹：慢性疼痛に対する認知行動療法．ペインクリニック 39（別冊春）：S253－S260，2018.
86) 吉野敦雄，岡本泰昌，山本成人：慢性疼痛に対する認知行動療法のエビデンスと将来への展望について．Pain Research 32：91，2017.
87) 柴田政彦，細越寛樹，高橋紀代，他：AMED 研究班「慢性痛に対する認知行動療法の普及と効果解明に関する研究」の紹介．J Musculoskelet Pain Res 9：267－276，2017.
88) Thorn BE, Eyer JC, Van Dyke BP, et al：Literacy-adapted cognitive behavioral therapy versus education for chronic pain at low-income clinics：a randomized controlled trial. Ann Intern Med 168：471－480, 2018.
89) 松原貴子：慢性疼痛への精神科的アプローチ―慢性疼痛のリハビリテーション．臨床精神医学 42：733－738，2013.
90) 松原貴子：ペインリハビリテーションの現状．“ペインリハビリテーション” 松原貴子，他 著．三輪書店，

pp363-386, 2011.
91) 丸田俊彦：慢性疼痛への精神療法的アプローチ．心身医学 49：903-908，2009.
92) O'Keeffe M, Purtill H, Kennedy N, et al：Comparative effectiveness of conservative interventions for nonspecific chronic spinal pain：physical, behavioral/psychologically informed, or combined? A systematic review and meta-analysis. J Pain 17：755-774, 2016.
93) Kamper SJ, Apeldoorn AT, Chiarotto A, et al：Multidisciplinary biopsychosocial rehabilitation for chronic low back pain: Cochrane systematic review and meta-analysis. BMJ 350：h444, 2015.
94) 沖田　実：リハビリテーションに必要な薬剤の基礎知識．"ペインリハビリテーション" 松原貴子，他 著．三輪書店，pp387-400，2011.
95) 日本整形外科学会診療ガイドライン委員会，腰痛診療ガイドライン策定委員会 編：腰痛診療ガイドライン 2012．南江堂，2012.
96) 小山なつ：麻酔薬と鎮痛薬．"痛みと鎮痛の基礎知識［下］臨床編―さまざまな痛みと治療法" 技術評論社，pp103-186，2010.
97) Xie WL, Chipman JG, Robertson DL, et al：Expression of a mitogen-responsive gene encoding prostaglandin synthase is regulated by mRNA splicing. Proc Natl Acad Sci USA 88：2692-2696, 1991.
98) Kujubu DA, Fletcher BS, Varnum BC, et al：TIS10, a phorbol ester tumor promoter-inducible mRNA from Swiss 3T3 cells, encodes a novel prostaglandin synthase/cyclooxygenase homologue. J Biol Chem 266：12866-12872, 1991.
99) Sakamoto C, Kawai T, Nakamura S, et al：Comparison of gastroduodenal ulcer incidence in healthy Japanese subjects taking celecoxib or loxoprofen evaluated by endoscopy：a placebo-controlled, double-blind 2-week study. Aliment Pharmacol Ther 37：346-354, 2013.
100) 山口重樹：アセトアミノフェン．"痛みの集学的診療：痛みの教育コアカリキュラム" 日本疼痛学会痛みの教育コアカリキュラム編集委員会 編．真興交易医書出版部，pp93-95，2016.
101) 川真田樹人：アセトアミノフェン．"痛み診療キーポイント" 川真田樹人 編．文光堂，p169，2014.
102) 西江宏行：抗てんかん薬，向精神薬，抗うつ薬．"痛みの集学的診療：痛みの教育コアカリキュラム" 日本疼痛学会痛みの教育コアカリキュラム編集委員会 編．真興交易医書出版部，pp80-84，2016.
103) 小山なつ：内因性オピオイドペプチドとオピオイド受容体．"痛みと鎮痛の基礎知識［上］基礎編―脳は身体の警告信号をどう発信するのか" 技術評論社，pp237-249，2010.
104) 植田弘師，戸田一雄：第四部 鎮痛薬．"やさしい痛み学" プレーン出版，pp127-156，2007.
105) Højsted J, Sjøgren P：Addiction to opioids in chronic pain patients：a literature review. Eur J Pain 11：490-518, 2007.
106) Fishbain DA, Cole B, Lewis J, et al：What percentage of chronic nonmalignant pain patients exposed to chronic opioid analgesic therapy develop abuse/addiction and/or aberrant drug-related behaviors? A structured evidence-based review. Pain Med 9：444-459, 2008.
107) 日本ペインクリニック学会ペインクリニック治療指針検討委員会：神経ブロックと関連事項．"ペインクリニック治療指針 改訂第3版" 真興交易医書出版部，p1，2010.
108) 竹林康雄：痛みの外科治療．"痛みの集学的診療：痛みの教育コアカリキュラム" 日本疼痛学会痛みの教育コアカリキュラム編集委員会 編．真興交易医書出版部，pp145-147，2016.
109) 大島秀規，山本隆充，片山容一：難治性疼痛に対するneuromodulation―神経障害性疼痛に対する治療を中心に．脳神経外科速報 21：1376-1383，2011.
110) 井福正貴，井関雅子：神経ブロック治療のこれまでとこれから．BRAIN MEDICAL 24：13-17，2012.
111) Karppinen J, Malmivaara A, Kurunlahti M, et al：Periradicular infiltration for sciatica: a randomized controlled trial. Spine (Phila Pa 1976) 26：1059-1067, 2001.
112) Arden NK, Price C, Reading I, et al：A multicentre randomized controlled trial of epidural corticosteroid injections for sciatica: the WEST study. Rheumatology 44：1399-1406, 2005.
113) Cameron T：Safety and efficacy of spinal cord stimulation for the treatment of chronic pain：a 20-year literature review. J Neurosurg 100：254-267, 2004.
114) Kumar K, Hunter G, Demeria D：Spinal cord stimulation in treatment of chronic benign pain：challenges in treatment planning and present status, a 22-year experience. Neurosurgery 58：481-496, 2006.
115) 竹内直行，出江紳一：大脳皮質刺激によるニューロリハビリテーション：磁気刺激，電気刺激．MB Med Reha 141：5-13，2012.
116) Fregni F, Pascual-Leone A：Technology insight：noninvasive brain stimulation in neurology-perspectives on the therapeutic potential of rTMS and tDCS. Nat Clin Pract Neurol 3：383-393, 2007.

付　録

痛みのリハビリテーションでよく使用する評価票

MPQ

名前＿＿＿＿＿＿ 日付＿＿＿ 時間＿＿＿ 午前／午後

PRI；S＿＿＿ A＿＿＿ E＿＿＿ M＿＿＿ PRI（T）＿＿＿ PPI

1 チクチク ＿
ピリピリ ＿
ビリビリ ＿
ズキズキ ＿
ズキンズキン ＿
ガンガン ＿

2 ビクッとする ＿
ジーンと感じる ＿
ビーンと痛みが走る ＿

3 針で突くような ＿
千枚通しで押すような ＿
錐でもみ込むような ＿
刃物で刺すような ＿
槍で突き通すような ＿

4 ズバッと切るような ＿
切り裂くような ＿
（ズタズタに）切りきざむような ＿

5 はさむような ＿
しめるような ＿
かみつかれるような ＿
しめつけるような ＿
押しつぶされるような ＿

6 ひっぱられるような ＿
ひきぬかれそうな ＿
ひきちぎられそうな ＿

7 熱い ＿
灼けるような ＿
やけどするような ＿
灼きこがされるような ＿

8 ヒリヒリ ＿
むずむず ＿
バーンと打たれるような ＿
ずきずき ＿

9 鈍い ＿
はれたような ＿
傷のついたような ＿
疼くような ＿
重苦しい ＿

10 触られると痛い ＿
ほてるような（日焼けした時のような） ＿
きしるような ＿
割れるような ＿

短期間の ＿	律動的な ＿	持続的な ＿
一瞬の ＿	周期的な ＿	間断のない ＿
一時的な ＿	間欠的な ＿	常時 ＿

11 疲れる ＿
疲れ果てる ＿

12 気分が悪くなる ＿
息苦しいような ＿

13 おののくような ＿
ぎょっとする ＿
足のすくむような ＿

14 こりごりする ＿
さいなむような ＿
むごたらしい ＿
残忍な ＿
殺されそうな ＿

15 ひどく不快な ＿
目のくらむような ＿

16 うるさい ＿
わずらわしい ＿
情けない ＿
激しい ＿
耐えがたい ＿

17 じわっとにじむような ＿
広がるような ＿
しみ込むような ＿
つきさすような ＿

18 きゅうくつな ＿
痺れたような ＿
ひきしめられるような ＿
しめつぶされるような ＿
引き裂かれるような ＿

19 冷ややかな ＿
冷たい ＿
凍るような ＿

20 しつこい ＿
むかつくような ＿
悶えるような ＿
恐るべき ＿
拷問のような ＿

現在の痛みの程度
痛みはない ＿
軽い ＿
不快な ＿
悩まされる ＿
ひどく不快な ＿
激しく苦痛な ＿

E；外側　I；内側

睡眠	活動	食欲
良好 断続的 不眠	良好 若干 僅少 皆無	良好 若干 僅少 皆無

併発症状
悪心
頭痛
めまい
眠気
便秘
下痢

ご意見；

長谷川守，服部　卓，猿木信裕，石埼恵二，木谷泰治，町山幸輝，藤田達士：日本語版 McGill Pain Questionnaire の信頼性と妥当性の検討，日本ペインクリニック学会誌　3：85-91，1996　より転載

SF-MPQ

感覚(痛みの性質)評価

1. 過去1週間のあなたの痛みを評価してください.(全項目に必ず1つチェックしてください)

	全くない	いくらかある	かなりある	強くある
① ズキンズキンと脈打つ痛み	0	1	2	3
② ギクッと走るような痛み	0	1	2	3
③ 突き刺されるような痛み	0	1	2	3
④ 鋭い痛み	0	1	2	3
⑤ しめつけるような痛み	0	1	2	3
⑥ 食い込むような痛み	0	1	2	3
⑦ 焼けつくような痛み	0	1	2	3
⑧ うずくような痛み	0	1	2	3
⑨ 重苦しい痛み	0	1	2	3
⑩ さわると痛い	0	1	2	3
⑪ 割れるような痛み	0	1	2	3
⑫ 心身ともにうんざりするような痛み	0	1	2	3
⑬ 気分が悪くなるような痛み	0	1	2	3
⑭ 恐ろしくなるような痛み	0	1	2	3
⑮ 耐え難い,身のおきどころのない痛み	0	1	2	3

2. 過去1週間のあなたの痛みを評価してください.

下の直線は「痛みはない」から「これ以上の痛みはないくらい強い」までのうち,右側ほど痛みが強いことを意味します.この直線上に,過去1週間のあなたの痛みの強さをタテ棒(/)で記入してください.

痛みはない

これ以上の痛みはない
くらい強い

3. 現在のあなたの痛みの強さを評価してください.以下の6つのうちでお答えください.

0 まったく痛みなし

1 わずかな痛み

2 わずらわしい痛み

3 やっかいで情けない痛み

4 激しい痛み

5 耐え難い痛み

Makoto Yamaguchi, Hiroaki Kumano, Yuichi Yamauchi, Yoshiaki Kadota, Masako Iseki: The Development of a Japanese Version of the Short-Form McGill Pain Questionnaire. 日本ペインクリニック学会誌 14:9-14, 2007 より転載

SF-MPQ-2

感覚（痛みの性質）評価

この質問票には異なる種類の痛みや関連する症状を表す言葉が並んでいます．過去1週間に，それぞれの痛みや症状をどれくらい感じたか，最もあてはまる番号に×印をつけてください．あなたの感じた痛みや症状に当てはまらない場合は，0を選んでください．

1．ずきんずきんする痛み	なし	0	1	2	3	4	5	6	7	8	9	10	考えられる最悪の状態
2．ピーンと走る痛み	なし	0	1	2	3	4	5	6	7	8	9	10	考えられる最悪の状態
3．刃物でつき刺されるような痛み	なし	0	1	2	3	4	5	6	7	8	9	10	考えられる最悪の状態
4．鋭い痛み	なし	0	1	2	3	4	5	6	7	8	9	10	考えられる最悪の状態
5．ひきつるような痛み	なし	0	1	2	3	4	5	6	7	8	9	10	考えられる最悪の状態
6．かじられるような痛み	なし	0	1	2	3	4	5	6	7	8	9	10	考えられる最悪の状態
7．焼けるような痛み	なし	0	1	2	3	4	5	6	7	8	9	10	考えられる最悪の状態
8．うずくような痛み	なし	0	1	2	3	4	5	6	7	8	9	10	考えられる最悪の状態
9．重苦しい痛み	なし	0	1	2	3	4	5	6	7	8	9	10	考えられる最悪の状態
10．さわると痛い	なし	0	1	2	3	4	5	6	7	8	9	10	考えられる最悪の状態
11．割れるような痛み	なし	0	1	2	3	4	5	6	7	8	9	10	考えられる最悪の状態
12．疲れてくたくたになるような	なし	0	1	2	3	4	5	6	7	8	9	10	考えられる最悪の状態
13．気分が悪くなるような	なし	0	1	2	3	4	5	6	7	8	9	10	考えられる最悪の状態
14．恐ろしい	なし	0	1	2	3	4	5	6	7	8	9	10	考えられる最悪の状態
15．拷問のように苦しい	なし	0	1	2	3	4	5	6	7	8	9	10	考えられる最悪の状態
16．電気が走るような痛み	なし	0	1	2	3	4	5	6	7	8	9	10	考えられる最悪の状態
17．冷たく凍てつくような痛み	なし	0	1	2	3	4	5	6	7	8	9	10	考えられる最悪の状態
18．貫くような	なし	0	1	2	3	4	5	6	7	8	9	10	考えられる最悪の状態
19．軽く触れるだけで生じる痛み	なし	0	1	2	3	4	5	6	7	8	9	10	考えられる最悪の状態
20．むずがゆい	なし	0	1	2	3	4	5	6	7	8	9	10	考えられる最悪の状態
21．ちくちくする／ピンや針	なし	0	1	2	3	4	5	6	7	8	9	10	考えられる最悪の状態
22．感覚の麻痺／しびれ	なし	0	1	2	3	4	5	6	7	8	9	10	考えられる最悪の状態

圓尾知之，中江　文，前田　倫，高橋–成田香代子，Morris Shayn，横江　勝，松崎大河，柴田政彦，齋藤洋一：痛みの評価尺度・日本語版 Short-Form McGill Pain Questionnaire 2 (SF-MPQ-2) の作成とその信頼性と妥当性の検討．PAIN RESEARCH　28：43-53，2013　より転載

PDAS

身体機能・活動評価

この質問票は，あなたの病気（痛み）が，あなたが日常生活のいろいろな場面で行っている活動にどのような影響を及ぼしているかを調べるためのものです．以下にいろいろな動作や活動が書かれています．それぞれの項目について，最近一週間のあなたの状態を最もよく言い表している数字を○で囲んでください．それぞれの数字は次のような状態のことです．わからないことがあれば遠慮なく担当医におたずねください．

0：この活動を行うのに全く困難（苦痛）はない．
1：この活動を行うのに少し困難（苦痛）を感じる．
2：この活動を行うのにかなり困難（苦痛）を感じる．
3：この活動は苦痛が強くて，私には行えない．

1	掃除機かけ，庭仕事など家の中の雑用をする	0 1 2 3
2	ゆっくり走る	0 1 2 3
3	腰を曲げて床の上のものを拾う	0 1 2 3
4	買い物に行く	0 1 2 3
5	階段を登る，降りる	0 1 2 3
6	友人を訪れる	0 1 2 3
7	バスや電車に乗る	0 1 2 3
8	レストランや喫茶店に行く	0 1 2 3
9	重いものを持って運ぶ	0 1 2 3
10	料理を作る，食器洗いをする	0 1 2 3
11	腰を曲げたり，伸ばしたりする	0 1 2 3
12	手をのばして棚の上から重いもの（砂糖袋など）を取る	0 1 2 3
13	体を洗ったり，ふいたりする	0 1 2 3
14	便座にすわる，便座から立ち上がる	0 1 2 3
15	ベッド（床）に入る，ベッド（床）から起き上がる	0 1 2 3
16	車のドアを開けたり閉めたりする	0 1 2 3
17	じっと立っている	0 1 2 3
18	平らな地面の上を歩く	0 1 2 3
19	趣味の活動を行う	0 1 2 3
20	洗髪する	0 1 2 3

有村達之，小宮山博朗，細井昌子：疼痛生活障害評価尺度の開発．行動療法研究　23：7-15，1997　より転載

BPI

1．この 24 時間にあなたが感じた最も強い痛みはどのくらいでしたか？最も近い数字を選んでください．

0 痛みなし	1	2	3	4	5	6	7	8	9	10 想像できる最も激しい痛み

2．この 24 時間にあなたが感じた最も弱い痛みはどのくらいでしたか？最も近い数字を選んでください．

0 痛みなし	1	2	3	4	5	6	7	8	9	10 想像できる最も激しい痛み

3．あなたが感じた痛みは平均するとどのくらいでしたか？最も近い数字を選んでください．

0 痛みなし	1	2	3	4	5	6	7	8	9	10 想像できる最も激しい痛み

4．あなたが今感じている痛みはどのくらいですか？最も近い数字を選んでください．

0 痛みなし	1	2	3	4	5	6	7	8	9	10 想像できる最も激しい痛み

5．自分の痛みを表す数字を選んでください．

A．横になっているとき

0 痛みなし	1	2	3	4	5	6	7	8	9	10 想像できる最も激しい痛み

B．座っているとき

0 痛みなし	1	2	3	4	5	6	7	8	9	10 想像できる最も激しい痛み

C．立っているとき

0 痛みなし	1	2	3	4	5	6	7	8	9	10 想像できる最も激しい痛み

D．動かしたとき

0 痛みなし	1	2	3	4	5	6	7	8	9	10 想像できる最も激しい痛み

髙橋直人，笠原　諭，矢吹省司：痛みの客観的評価と QOL．Jpn J Rehabil Med　53：596-603，2016　より転載

JOACMEQ

身体機能・活動評価

最近1週間ぐらいを思い出して，設問ごとに，あなたの状態にもっとも近いものの番号に○をつけてください．日や時間によって状態が変わる場合は，もっとも悪かったときのものをお答えください．

問1-1 椅子に腰掛けて，首だけを動かして，自分の真上の天井を見ることができますか

1）できない　2）無理をすればできる　3）不自由なくできる

問1-2 コップの水を一気に飲み干すことができますか

1）できない　2）無理をすればできる　3）不自由なくできる

問1-3 椅子に座って，後ろの席に座った人の顔を見ながら話すことができますか

1）できない　2）無理をすればできる　3）不自由なくできる

問1-4 階段を降りるときに，足元を見ることができますか

1）できない　2）無理をすればできる　3）不自由なくできる

問2-1 ブラウスやワイシャツなどの前ボタンを両手を使ってかけることができますか

1）できない　2）時間をかければできる　3）不自由なくできる

問2-2 きき手でスプーンやフォークを使って食事ができますか

1）できない　2）時間をかければできる　3）不自由なくできる

問2-3 片手をあげることができますか（左右の手のうち悪いほうで答えてください）

1）できない　2）途中まで（肩の高さぐらいまで）ならあげることができる

3）すこし手が曲がるが上にあげることができる　4）まっすぐ上にあげることができる

問3-1 平らな場所を歩くことができますか

1）できない

2）支持（手すり，杖，歩行器など）を使ってもゆっくりとしか歩くことができない

3）支持（手すり，杖，歩行器など）があれば，歩くことができる

4）ゆっくりとならば歩くことができる

5）不自由なく歩くことができる

問3-2 手で支えずに片足立ちができますか

1）どちらの足もほとんどできない

2）どちらかの足は10秒数えるまではできない

3）両足とも10秒数える間以上できる

問3-3 あなたは，からだのぐあいが悪いことから，階段で上の階へ上ることをむずかしいと感じますか

1）とてもむずかしいと感じる　2）少しむずかしいと感じる

3）まったくむずかしいとは感じない

問3-4 あなたは，からだのぐあいが悪いことから，体を前に曲げる・ひざまずく・かがむ動作をむずかしいと感じますか．どれかひとつでもむずかしく感じる場合は「感じる」としてください

1）とてもむずかしいと感じる　2）少しむずかしいと感じる

3）まったくむずかしいとは感じない

問3-5 あなたは，からだのぐあいが悪いことから，15分以上つづけて歩くことをむずかしいと感じますか

1）とてもむずかしいと感じる　2）少しむずかしいと感じる

3）まったくむずかしいとは感じない

問4-1　おしっこ(尿)を漏らすことがありますか

1）いつも漏れる　2）しばしば漏れる　3）2時間以上おしっこ(排尿)しないと漏れる
4）くしゃみや気張ったときに漏れる　5）まったくない

問4-2　夜中に，トイレ(おしっこ(排尿))に起きますか

1）一晩に3回以上起きる　2）一晩に1，2回起きる　3）ほとんど起きることはない

問4-3　おしっこ(排尿)の後も，尿の残った感じがありますか

1）たいていのときにある　2）あるときとないときがある　3）ほとんどのときにない

問4-4　便器の前で(便器に座って)，すぐおしっこ(尿)が出ますか

1）たいていのときすぐには出ない　2）すぐに出るときとすぐには出ないときがある
3）ほとんどのときすぐに出る

問5-1　あなたの現在の健康状態をお答えください

1）よくない　2）あまりよくない　3）よい　4）とてもよい　5）最高によい

問5-2　あなたは，からだのぐあいが悪いことから，仕事や普段の活動が思ったほどできなかったことがありましたか

1）いつもできなかった　2）ほとんどいつもできなかった
3）ときどきできないことがあった　4）ほとんどいつもできた　5）いつもできた

問5-3　痛みのために，いつもの仕事はどれくらい妨げられましたか

1）非常に妨げられた　2）かなり妨げられた　3）少し妨げられた
4）あまり妨げられなかった　5）まったく妨げられなかった

問5-4　あなたは落ち込んでゆううつな気分を感じましたか

1）いつも感じた　2）ほとんどいつも感じた　3）ときどき感じた
4）ほとんど感じなかった　5）まったく感じなかった

問5-5　あなたは疲れ果てた感じでしたか

1）いつも疲れ果てた感じだった　2）ほとんどいつも疲れ果てた感じだった
3）ときどき疲れ果てた感じだった　4）ほとんど疲れを感じなかった
5）まったく疲れを感じなかった

問5-6　あなたは楽しい気分でしたか

1）まったく楽しくなかった　2）ほとんど楽しくなかった
3）ときどき楽しい気分だった　4）ほとんどいつも楽しい気分だった
5）いつも楽しい気分だった

問5-7　あなたは，自分は人並みに健康であると思いますか

1）「人並みに健康である」とはまったく思わない
2）「人並みに健康である」とはあまり思わない
3）かろうじて「人並みに健康である」と思う
4）ほぼ「人並みに健康である」と思う
5）「人並みに健康である」と思う

問5-8　あなたは，自分の健康が悪くなるような気がしますか

1）悪くなるような気が大いにする
2）悪くなるような気が少しする
3）悪くなるような気がするときもしないときもある
4）悪くなるような気はあまりしない
5）悪くなるような気はまったくしない

次の各症状について，「痛みやしびれがまったくない状態」を０，「想像できるもっともひどい状態」を10と考えて，最近１週間でもっとも症状のひどい時の痛みやしびれの程度が，０か10の間のいくつぐらいで表せるかを線の上に記してください．

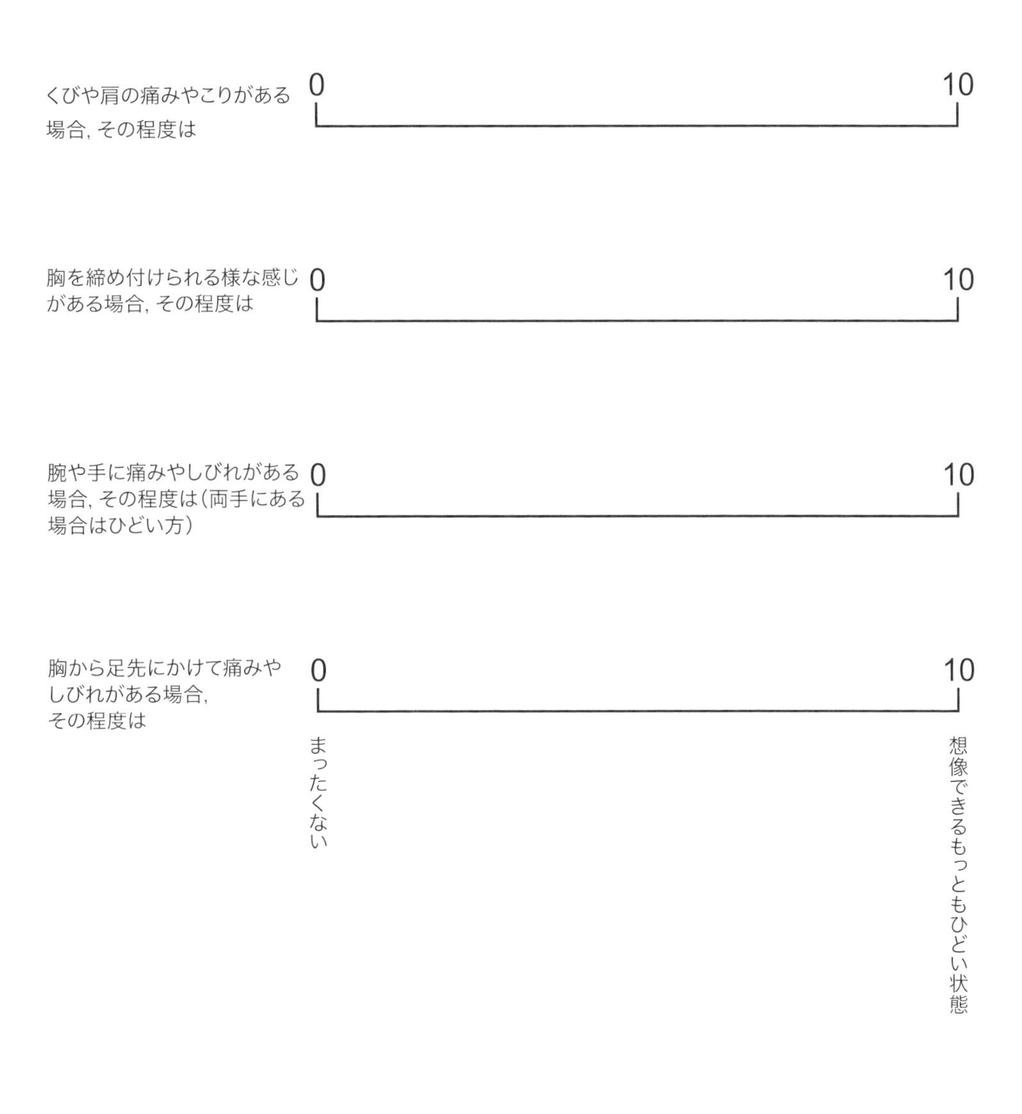

くびや肩の痛みやこりがある場合，その程度は　0 ―――― 10

胸を締め付けられる様な感じがある場合，その程度は　0 ―――― 10

腕や手に痛みやしびれがある場合，その程度は（両手にある場合はひどい方）　0 ―――― 10

胸から足先にかけて痛みやしびれがある場合，その程度は　0 ―――― 10

まったくない　　想像できるもっともひどい状態

日本整形外科学会診断・評価等基準委員会　腰痛疾患および頚部脊髄症小委員会：日本整形外科学会 腰痛評価質問票 JOA Back Pain Evaluation Questionnaire (JOABPEQ) / 日本整形外科学会頚部脊髄症評価質問票 JOA Cervical Myelopathy Evaluation Questionnaire (JOACMEQ) 作成報告書．日本整形外科学会雑誌　82：78-80，2008 より転載

NDI（痛みとしびれ版）

身体機能・活動評価

首の痛みや手のしびれがどれほどあなたの日常生活に影響しているかを調べるものです．
最もあてはまる項目の□に一つだけチェックしてください．

質問1　痛みやしびれの強さ

□0 今のところ，痛みやしびれはまったくない
□1 今のところ，痛みやしびれはとても軽い
□2 今のところ，中くらいの痛みやしびれがある
□3 今のところ，痛みやしびれは強い
□4 今のところ，痛みやしびれはとても強い
□5 今のところ，想像を絶するほどの痛みやしびれがある

質問2　身の回りのこと（洗顔や着替えなど）

□0 痛みやしびれがなく，普通に身の回りのことができる
□1 身の回りのことは普通にできるが，痛みやしびれが出る
□2 身の回りのことはひとりでできるが，痛みあるいはしびれがあるので時間がかかる
□3 少し助けが必要だが，身の回りのほとんどのことは，どうにかひとりでできる
□4 身の回りのほとんどのことを，他のひとに助けてもらっている
□5 着替えも洗顔もできず，寝たきりである

質問3　物を持ち上げること

□0 痛みやしびれなく，重いものを持ち上げることができる
□1 重いものを持ち上げられるが，痛みやしびれが出る
□2 床にある重いものは痛みあるいはしびれのために持ち上げられないが，テーブルの上などにあり持ちやすくなっていれば，重いものでも持ち上げられる
□3 重いものは痛みあるいはしびれのために持ち上げられないが，テーブルの上などにあり持ちやすくなっていれば，それほど重くないものは持ち上げられる
□4 軽いものしか持ち上げられない
□5 何も持ち上げられないか，持ち運びもできない

質問4　読書について

□0 痛みやしびれなく，いくらでも読める
□1 首が少し痛くなるが，いくらでも読める
□2 首が痛くなるが，いくらでも読める
□3 首が痛くなるので，長い時間は読みつづけられない
□4 首が痛くなるので，ほとんど読むことができない
□5 首が痛くて全く読めない

質問5　頭痛について

□0 頭痛はない
□1 時に軽い頭痛がある
□2 時に中程度の頭痛がある
□3 しばしば中程度の頭痛がある
□4 しばしば強い頭痛がある
□5 ほとんどいつも頭痛がある

質問6　集中力について

□0 いつでも問題なく集中できる
□1 痛みあるいはしびれはあるが，すこし頑張れば集中できる
□2 痛みやしびれのために集中するには努力が必要だ
□3 痛みやしびれのためになかなか集中できない
□4 痛みやしびれのために集中するのは大変だ
□5 痛みやしびれのために集中できない

質問7　仕事について

□0 いくらでも仕事はできる
□1 首が痛いので，普段の仕事以上はできない
□2 首が痛いので，普段の仕事をなんとかこなすのがやっとだ
□3 首が痛いので，普段の仕事もできない
□4 首が痛いので，ほとんど仕事ができない
□5 首が痛いので，全く仕事ができない

質問8　運転または乗車について

□0 痛くないので，いくらでも運転できる，または乗車していられる
□1 すこし首が痛くなるが，長時間の運転もできる，または乗車していられる
□2 首が痛くはなるが，長時間の運転はできる，または乗車していられる
□3 首の痛みのために長時間の運転はできない，または乗車していられない
□4 首の痛みのためにほとんど運転できない，または乗車していられない
□5 首の痛みのために運転できない，または乗車していられない

質問9　睡眠について

□0 よく眠れる
□1 痛みやしびれのために１時間ぐらい眠れなくなる
□2 痛みやしびれのために１〜２時間ぐらい眠れなくなる
□3 痛みやしびれのために２〜３時間ぐらい眠れなくなる
□4 痛みやしびれのために３〜５時間ぐらい眠れなくなる
□5 痛みやしびれのために５〜７時間ぐらい眠れなくなる

質問10　レクリエーション活動（散歩やスポーツなど）について

□0 首の痛みや手のしびれを感じないでレクリエーション活動を充分楽しめる
□1 首の痛みや手のしびれはあるが，レクリエーション活動を楽しめる
□2 首の痛みや手のしびれのために，いつも通りにはレクリエーション活動を楽しめない
□3 首の痛みや手のしびれのために，少ししかレクリエーション活動を楽しめない
□4 首の痛みや手のしびれのために，ほとんどレクリエーション活動を楽しめない
□5 首の痛みや手のしびれのために，レクリエーション活動を全く楽しめない

NDI（痛み版）

前２ページと“しびれ”を除くと同じ質問となっています．

首の痛みがどれほどあなたの日常生活に影響しているかを調べるものです．
最もあてはまる項目の□に一つだけチェックしてください．

質問１　痛みの強さ

□0 今のところ，痛みはまったくない
□1 今のところ，痛みはとても軽い
□2 今のところ，中くらいの痛みがある
□3 今のところ，痛みは強い
□4 今のところ，痛みはとても強い
□5 今のところ，想像を絶するほどの痛みがある

質問２　身の回りのこと（洗顔や着替えなど）

□0 痛みなく，普通に身の回りのことができる
□1 身の回りのことは普通にできるが，痛みが出る
□2 身の回りのことはひとりでできるが，痛みがあるので時間がかかる
□3 少し助けが必要だが，身の回りのほとんどのことは，どうにかひとりでできる
□4 身の回りのほとんどのことを，他のひとに助けてもらっている
□5 着替えも洗顔もできず，寝たきりである

質問３　物を持ち上げること

□0 痛みなく，重いものを持ち上げることができる
□1 重いものを持ち上げられるが，痛みが出る
□2 床にある重いものは痛みのために持ち上げられないが，テーブルの上などにあり持ちやすくなっていれば，重いものでも持ち上げられる
□3 重いものは痛みのために持ち上げられないが，テーブルの上などにあり持ちやすくなっていれば，それほど重くないものは持ち上げられる
□4 軽いものしか持ち上げられない
□5 何も持ち上げられないか，持ち運びもできない

質問４　読書について

□0 痛みなく，いくらでも読める
□1 首が少し痛くなるが，いくらでも読める
□2 首が痛くなるが，いくらでも読める
□3 首が痛くなるので，長い時間は読みつづけられない
□4 首が痛くなるので，ほとんど読むことができない
□5 首が痛くて全く読めない

質問５　頭痛について

□0 頭痛はない
□1 時に軽い頭痛がある
□2 時に中程度の頭痛がある
□3 しばしば中程度の頭痛がある
□4 しばしば強い頭痛がある
□5 ほとんどいつも頭痛がある

質問6　集中力について

□0 いつでも問題なく集中できる
□1 痛みはあるが，すこし頑張れば集中できる
□2 痛みのために集中するには努力が必要だ
□3 痛みのためになかなか集中できない
□4 痛みのために集中するのは大変だ
□5 痛みのために集中できない

質問7　仕事について

□0 いくらでも仕事はできる
□1 首が痛いので，普段の仕事以上はできない
□2 首が痛いので，普段の仕事をなんとかこなすのがやっとだ
□3 首が痛いので，普段の仕事もできない
□4 首が痛いので，ほとんど仕事ができない
□5 首が痛いので，全く仕事ができない

質問8　運転または乗車について

□0 痛くないので，いくらでも運転できる，または乗車していられる
□1 すこし首が痛くなるが，長時間の運転もできる，または乗車していられる
□2 首が痛くはなるが，長時間の運転はできる，または乗車していられる
□3 首の痛みのために長時間の運転はできない，または乗車していられない
□4 首の痛みのためにほとんど運転できない，または乗車していられない
□5 首の痛みのために運転できない，または乗車していられない

質問9　睡眠について

□0 よく眠れる
□1 痛みのために1時間ぐらい眠れなくなる
□2 痛みのために1～2時間ぐらい眠れなくなる
□3 痛みのために2～3時間ぐらい眠れなくなる
□4 痛みのために3～5時間ぐらい眠れなくなる
□5 痛みのために5～7時間ぐらい眠れなくなる

質問10　レクリエーション活動（散歩やスポーツなど）について

□0 首の痛みを感じないでレクリエーション活動を充分楽しめる
□1 首の痛みはあるが，レクリエーション活動を楽しめる
□2 首の痛みのために，いつも通りにはレクリエーション活動を楽しめない
□3 首の痛みのために，少ししかレクリエーション活動を楽しめない
□4 首の痛みのために，ほとんどレクリエーション活動を楽しめない
□5 首の痛みのために，レクリエーション活動を全く楽しめない

竹下克志：慢性頸部痛診療のトピックス．ペインクリニック 36：473-481，2015　より転載（竹下克志先生よりご提供）

JOABPEQ

身体機能・活動評価

最近１週間ぐらいを思い出して，設問ごとに，あなたの状態にもっとも近いものの番号に○をつけてください．日や時間によって状態が変わる場合は，もっとも悪かったときのものをお答えください．

問1-1　腰痛を和らげるために，何回も姿勢を変える

1）はい　2）いいえ

問1-2　腰痛のため，いつもより横になって休むことが多い

1）はい　2）いいえ

問1-3　ほとんどいつも腰が痛い

1）はい　2）いいえ

問1-4　腰痛のため，あまりよく眠れない
（痛みのために睡眠薬を飲んでいる場合は「はい」を選択してください）

1）はい　2）いいえ

問2-1　腰痛のため，何かをするときに介助を頼むことがある

1）はい　2）いいえ

問2-2　腰痛のため，腰を曲げたりひざまづいたりしないようにしている

1）はい　2）いいえ

問2-3　腰痛のため，椅子からなかなか立ち上がれない

1）はい　2）いいえ

問2-4　腰痛のため，寝返りがうちにくい

1）はい　2）いいえ

問2-5　腰痛のため，靴下やストッキングをはく時苦労する

1）はい　2）いいえ

問2-6　あなたは，からだのぐあいが悪いことから，からだを前に曲げる・ひざまずく・かがむ動作をむずかしいと感じますか．どれかひとつでもむずかしく感じる場合は「感じる」としてください

1）とてもむずかしいと感じる　2）少しむずかしいと感じる
3）まったくむずかしいとは感じない

問3-1　腰痛のため，短い距離しか歩かないようにしている

1）はい　2）いいえ

問3-2　腰痛のため，１日の大半を，座って過ごす

1）はい　2）いいえ

問3-3　腰痛のため，いつもよりゆっくり階段を上る

1）はい　2）いいえ

問3-4　あなたは，からだのぐあいが悪いことから，階段で上の階へ上ることをむずかしいと感じますか

1）とてもむずかしいと感じる　2）少しむずかしいと感じる
3）まったくむずかしいとは感じない

問3-5　あなたは，からだのぐあいが悪いことから，15分以上つづけて歩くことをむずかしいと感じますか

1）　とてもむずかしいと感じる　　2）少しむずかしいと感じる
3）　まったくむずかしいとは感じない

問4-1　腰痛のため，ふだんしている家の仕事をまったくしていない

1）はい　2）いいえ

問4-2　あなたは，からだのぐあいが悪いことから，仕事や普段の活動が思ったほどできなかったことがありましたか

1）いつもできなかった　2）ほとんどいつもできなかった
3）ときどきできないことがあった　4）ほとんどいつもできた
5）いつもできた

問4-3　痛みのために，いつもの仕事はどのくらい妨げられましたか

1）非常に妨げられた　2）かなり妨げられた　3）少し妨げられた
4）あまり妨げられなかった　5）まったく妨げられなかった

問5-1　腰痛のため，いつもより人に対していらいらしたり腹が立ったりする

1）はい　2）いいえ

問5-2　あなたの現在の健康状態をお答えください

1）よくない　2）あまりよくない　3）よい　4）とてもよい　5）最高によい

問5-3　あなたは落ち込んでゆううつな気分を感じましたか

1）いつも感じた　2）ほとんどいつも感じた　3）ときどき感じた
4）ほとんど感じなかった　5）まったく感じなかった

問5-4　あなたは疲れ果てた感じでしたか

1）いつも疲れ果てた感じだった　2）ほとんどいつも疲れ果てた感じだった
3）ときどき疲れ果てた感じだった　4）ほとんど疲れを感じなかった
5）まったく疲れを感じなかった

問5-5　あなたは楽しい気分でしたか

1）まったく楽しくなかった　2）ほとんど楽しくなかった
3）ときどき楽しい気分だった　4）ほとんどいつも楽しい気分だった
5）いつも楽しい気分だった

問5-6　あなたは，自分は人並みに健康であると思いますか

1）「人並みに健康である」とはまったく思わない
2）「人並みに健康である」とはあまり思わない
3）かろうじて「人並みに健康である」と思う
4）ほぼ「人並みに健康である」と思う
5）「人並みに健康である」と思う

問5-7　あなたは，自分の健康が悪くなるような気がしますか

1）悪くなるような気が大いにする
2）悪くなるような気が少しする
3）悪くなるような気がするときもしないときもある
4）悪くなるような気はあまりしない
5）悪くなるような気はまったくしない

「痛み（しびれ）がまったくない状態」を0,「想像できるもっとも激しい痛み（しびれ）」を10と考えて, 最近1週間でもっとも症状のひどい時の痛み（しびれ）の程度が, 0か10の間のいくつぐらいで表せるかを線の上に記してください.

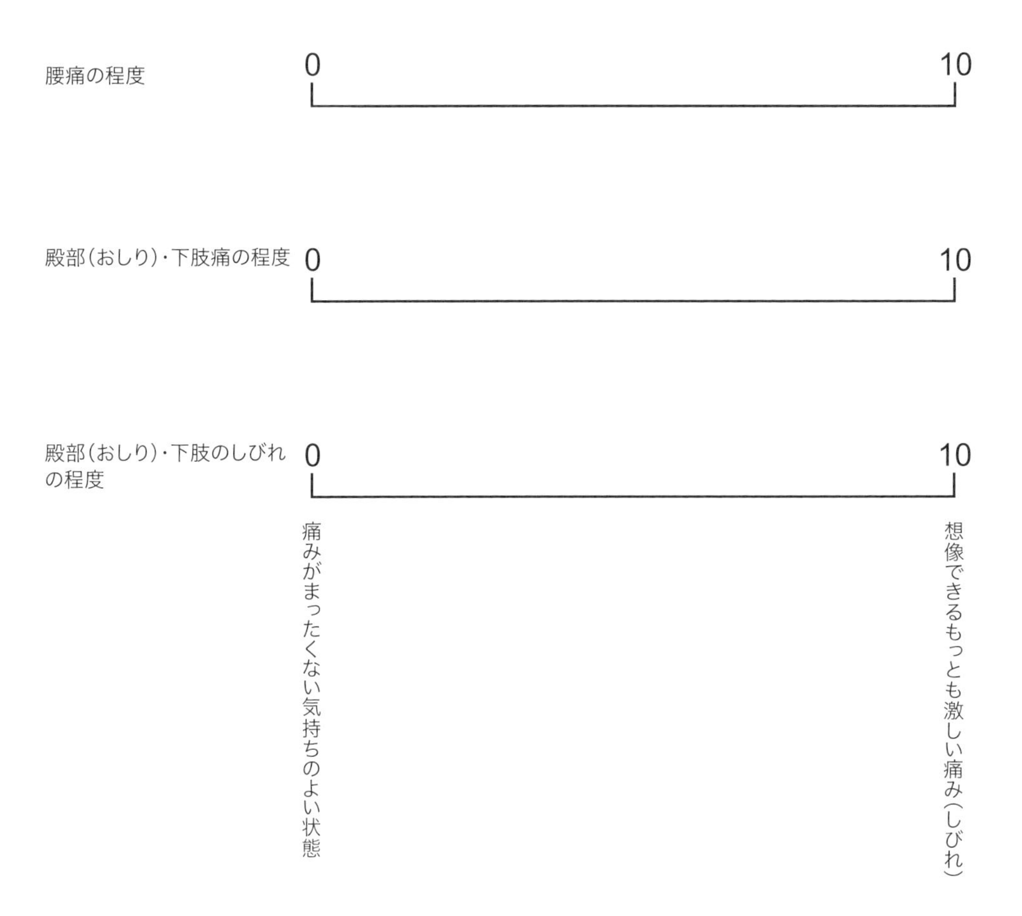

日本整形外科学会診断・評価等基準委員会　腰痛疾患および頚部脊髄症小委員会：日本整形外科学会 腰痛評価質問票 JOA Back Pain Evaluation Questionnaire (JOABPEQ) / 日本整形外科学会 頚部脊髄症評価質問票 JOA Cervical Myelopathy Evaluation Questionnaire (JOACMEQ) 作成報告書. 日本整形外科学会雑誌　82：68-70, 2008 より転載

RDQ

腰が痛いと，ふだんやっていることがなかなかできなくなることがあります．以下の項目は，腰が痛いときに起こることを表したものです．この中に，あなたの「今日」の状態にあてはまるものがあるかもしれません．項目を読みながら，今日のあなたの状態を考えてみてください．あなたの状態にあてはまる場合には「はい」に，あてはまらない場合には「いいえ」に○をつけてください．

今日，腰痛のために

1	腰痛のため，大半の時間，家にいる	はい　いいえ
2	腰痛を和らげるために，何回も姿勢を変える	はい　いいえ
3	腰痛のため，いつもよりゆっくり歩く	はい　いいえ
4	腰痛のため，ふだんしている家の仕事を全くしていない	はい　いいえ
5	腰痛のため，手すりを使って階段を昇る	はい　いいえ
6	腰痛のため，いつもより横になって休むことが多い	はい　いいえ
7	腰痛のため，何かにつかまらないと，安楽椅子（体を預けて楽に座れる椅子，深く腰掛けた姿勢）から立ち上がれない	はい　いいえ
8	腰痛のため，人に何かしてもらうよう頼むことがある	はい　いいえ
9	腰痛のため，服を着るのにいつもより時間がかかる	はい　いいえ
10	腰痛のため，短時間しか立たないようにしている	はい　いいえ
11	腰痛のため，腰を曲げたりひざまずいたりしないようにしている	はい　いいえ
12	腰痛のため，椅子からなかなか立ち上がれない	はい　いいえ
13	ほとんどいつも腰が痛い	はい　いいえ
14	腰痛のため，寝返りがうちにくい	はい　いいえ
15	腰痛のため，あまり食欲がない	はい　いいえ
16	腰痛のため，靴下やストッキングをはくとき苦労する	はい　いいえ
17	腰痛のため，短い距離しか歩かないようにしている	はい　いいえ
18	腰痛のため，あまりよく眠れない （痛みのために睡眠薬を飲んでいる場合は「はい」を選択してください）	はい　いいえ
19	腰痛のため，服を着るのを誰かに手伝ってもらう	はい　いいえ
20	腰痛のため，一日の大半を，座って過ごす	はい　いいえ
21	腰痛のため，家の仕事をするとき力仕事をしないようにしている	はい　いいえ
22	腰痛のため，いつもより人に対していらいらしたり腹が立ったりする	はい　いいえ
23	腰痛のため，いつもよりゆっくり階段を上る	はい　いいえ
24	腰痛のため，大半の時間，ベッド（布団）の中にいる	はい　いいえ

鈴鴨よしみ：Roland-Morris Disability Questionnaire (RDQ) によるアウトカム評価．日本腰痛学会雑誌 15：17-22，2009　より転載

ODI

身体機能・活動評価

以下のアンケートに答えてください．これらは，腰の痛み（あるいは足の痛み）が，あなたの日常生活にどのように影響しているかを知るためのものです．すべてのアンケートに答えてください．それぞれの項目の中で，もっともあなたの状態に近いものを選んで，番号を○でかこんでください．

1：痛みの強さ

0. 今のところ，痛みはまったくない．
1. 今のところ，痛みはとても軽い．
2. 今のところ，中くらいの痛みがある．
3. 今のところ，痛みは強い．
4. 今のところ，痛みはとても強い．
5. 今のところ，想像を絶するほどの痛みがある．

2：身の回りのこと（洗顔や着替えなど）

0. 痛みなく，普通に身の回りのことができる．
1. 身の回りのことは普通にできるが，痛みがでる．
2. 身の回りのことはひとりでできるが，痛いので時間がかかる．
3. 少し助けが必要だが，身の回りのほとんどのことは，どうにかひとりでできる．
4. 身の回りのほとんどのことを，他のひとに助けてもらっている．
5. 着替えも洗顔もできず，寝たきりである．

3：物を持ち上げること

0. 痛みなく，重いものを持ち上げることができる．
1. 重いものを持ち上げられるが，痛みが出る．
2. 床にある重いものは痛くて持ち上げられないが，（テーブルの上などにあり）持ちやすくなっていれば，重いものでも持ち上げられる．
3. 重いものは痛くて持ち上げられないが，（テーブルの上などにあり）持ちやすくなっていれば，それほど重くないものは持ち上げられる．
4. 軽いものしか持ち上げられない．
5. 何も持ち上げられないか，持ち運びもできない．

4：歩くこと

0. いくら歩いても痛くない．
1. 痛みのため，1 km 以上歩けない．
2. 痛みのため，500 m 以上歩けない．
3. 痛みのため，100 m 以上歩けない．
4. つえや松葉づえなしでは歩けない．
5. ほとんど床の中で過ごし，歩けない．

5：座ること

0. どんないすにでも，好きなだけ座っていられる．
1. 座りごこちの良いいすであれば，いつまでも座っていられる．
2. 痛みのため，1時間以上は座っていられない．
3. 痛みのため，３０分以上は座っていられない．
4. 痛みのため，１０分以上は座っていられない．
5. 痛みのため，座ることができない．

6：立っていること

0. 痛みなく，好きなだけ立っていられる.
1. 痛みはあるが，好きなだけ立っていられる.
2. 痛みのため，1時間以上は立っていられない.
3. 痛みのため，３０分以上は立っていられない.
4. 痛みのため，１０分以上は立っていられない.
5. 痛みのため，立っていられない.

7：睡眠

0. 痛くて目をさますことはない.
1. ときどき，痛くて目をさますことがある.
2. 痛みのため，6時間以上はねむれない.
3. 痛みのため，4時間以上はねむれない.
4. 痛みのため，2時間以上はねむれない.
5. 痛みのため，ねむることができない.

8：性生活（関係あれば）

0. 性生活はいつもどおりで，痛みはない.
1. 性生活はいつもどおりだが，痛みがでる.
2. 性生活はほぼいつもどおりだが，かなり痛む.
3. 性生活は，痛みのためにかなり制限される.
4. 性生活は，痛みのためにほとんどない.
5. 性生活は，痛みのためにまったくない.

9：社会生活（仕事以外での付き合い）

0. 社会生活はふつうで，痛みはない.
1. 社会生活はふつうだが，痛みが増す.
2. スポーツなどのように，体を動かすようなものをのぞけば，社会生活に大きな影響はない
3. 痛みのため社会生活は制限され，あまり外出しない.
4. 痛みのため，社会生活は家の中だけに限られる.
5. 痛みのため社会生活はない.

10：乗り物での移動

0. 痛みなくどこへでも行ける.
1. どこへでも行けるが，痛みが出る.
2. 痛みはあるが，2時間程度なら乗り物に乗っていられる.
3. 痛みのため，1時間以上は乗っていられない.
4. 痛みのため，30分以上は乗っていられない.
5. 痛みのため，病院へ行くとき以外は乗り物には乗らない.

藤原　淳，野原　裕：Oswestry Disability Index—日本語版について．日本腰痛学会雑誌　15：11-16，2009　より転載

WOMAC Osteoarthritis Index

身体機能・活動評価

以下の質問では，あなたのひざの痛みについてうかがいます．過去2週間を振り返って，以下の行為を行ったときにどの程度ひざの痛みを覚えたか，あてはまる番号に◯をつけてください．
左右それぞれのひざについてお答えください．

1．平地を歩くときにどの程度痛みを覚えましたか？

	全然ない	軽い痛み	中くらいの痛み	強い痛み	非常に激しい痛み
右のひざ	1	2	3	4	5
左のひざ	1	2	3	4	5

2．階段を昇り降りするときにどの程度の痛みを覚えましたか？

	全然ない	軽い痛み	中くらいの痛み	強い痛み	非常に激しい痛み
右のひざ	1	2	3	4	5
左のひざ	1	2	3	4	5

3．夜，床についているときにどの程度の痛みを覚えましたか？

	全然ない	軽い痛み	中くらいの痛み	強い痛み	非常に激しい痛み
右のひざ	1	2	3	4	5
左のひざ	1	2	3	4	5

4．いすに座ったり床に横になっているときにどの程度の痛みを覚えましたか？

	全然ない	軽い痛み	中くらいの痛み	強い痛み	非常に激しい痛み
右のひざ	1	2	3	4	5
左のひざ	1	2	3	4	5

5．まっすぐ立っているときにどの程度の痛みを覚えましたか？

	全然ない	軽い痛み	中くらいの痛み	強い痛み	非常に激しい痛み
右のひざ	1	2	3	4	5
左のひざ	1	2	3	4	5

以下の質問では，あなたがどれくらい自分で動いたり身の回りのことができるかについてうかがいます．過去2週間を振り返ってください．以下にあげた日常的な活動をするのが，ひざの症状のために，どの程度むずかしかったか答えてください．（それぞれ一番あてはまる番号に◯をつけてください．）
なお，過去2週間にあなたがやっていないことについてたずねている質問については，もしやったとしたらどれくらいむずかしかったかを答えてください．

過去2週間	ぜんぜんむずかしくない	少しむずかしい	ある程度むずかしい	むずかしい	かなりむずかしい
1. 階段を降りる	1	2	3	4	5
2. 階段を昇る	1	2	3	4	5
3. 椅子から立ち上がる	1	2	3	4	5
4. 立っている	1	2	3	4	5
5. 床にむかって体をかがめる	1	2	3	4	5
6. 平地を歩く	1	2	3	4	5
7. 乗用車に乗り降りする	1	2	3	4	5
8. 買い物に出かける	1	2	3	4	5
9. 靴下をはく	1	2	3	4	5
10. 寝床から起き上がる	1	2	3	4	5
11. 靴下を脱ぐ	1	2	3	4	5
12. 寝床に横になる	1	2	3	4	5
13. 浴槽に出入りする	1	2	3	4	5
14. いすに座っている	1	2	3	4	5
15. 洋式のトイレで用をたす	1	2	3	4	5
16. 重いものを片付ける	1	2	3	4	5
17. 炊事洗濯など家事をする	1	2	3	4	5

橋本秀樹，羽生忠正，Clement Sledge，Elizabeth Lingard：日本語版人工膝関節手術患者むけ機能評価尺度の開発 WOMAC (Western Ontario and McMaster Universities) Osteoarthritis Index との比較検討．日本整形外科学会雑誌　77：320-321，2003　より転載

JHEQ

はじめに，股関節の状態について教えてください．

① 股関節の状態に不満がありますか？
全く不満である状態を右端，完全に満足している状態を左端としたとき，どこにあたりますか．
下の直線上に×をつけてご回答ください．

完全に満足している　　　　　　　　　　　　全く不満である

<右側の股関節について>

全く痛みなし　　　　　　　　　　　　最大の痛み

② 股関節の痛みの強さはどの程度ですか？
想像可能な最大の痛みを右端，痛みなしを左端としたとき，どこにあたりますか．
右側の股関節と左側の股関節それぞれについて，下の直線上に×をつけてご回答ください．

<左側の股関節について>

全く痛みなし　　　　　　　　　　　　最大の痛み

次に, 以下のそれぞれの質問について, 一番当てはまるものに☑をつけてください.

		とてもそう思う	そう思う	どちらともいえない	そう思わない	全くそう思わない
1. 安静にしていても股関節が痛くて苦痛である	右側	□	□	□	□	□
	左側	□	□	□	□	□
2. 椅子に座っているときに股関節に痛みがある	右側	□	□	□	□	□
	左側	□	□	□	□	□
3. 動き出すときに股関節に痛みがある	右側	□	□	□	□	□
	左側	□	□	□	□	□
4. 痛みがあるため股関節が動かしづらいことがある	右側	□	□	□	□	□
	左側	□	□	□	□	□
5. 股関節の痛みのため力が入りにくいことがある	右側	□	□	□	□	□
	左側	□	□	□	□	□
6. 股関節の痛みのためよく眠れない日がある	右側	□	□	□	□	□
	左側	□	□	□	□	□
7. 階段を昇り降りすることが困難である		□	□	□	□	□
8. 床や畳から立ち上がることが困難である		□	□	□	□	□
9. しゃがみこむことが困難である		□	□	□	□	□
10. 和式トイレの使用が困難である		□	□	□	□	□

		とてもそう思う	そう思う	どちらともいえない	そう思わない	全くそう思わない
11. 浴槽の出入りが困難である		☐	☐	☐	☐	☐
12. 足の爪きりが困難である	右側	☐	☐	☐	☐	☐
	左側	☐	☐	☐	☐	☐
13. 靴下をはくことが困難である	右側	☐	☐	☐	☐	☐
	左側	☐	☐	☐	☐	☐
14. 股関節の病気のために, イライラしたり, 神経質になることがある		☐	☐	☐	☐	☐
15. 股関節の病気のために, 気分がふさいで外出を控えるようになった		☐	☐	☐	☐	☐
16. 股関節の病気のために, 生活に不安を感じることがある		☐	☐	☐	☐	☐
17. 股関節の病気のために, 健康に不満がある		☐	☐	☐	☐	☐
18. 自分の健康状態に股関節は深く関与していると感じる		☐	☐	☐	☐	☐
19. 股関節の病気のために, いろいろなことに意欲的に取り組むことが困難である		☐	☐	☐	☐	☐
20. 股関節の病気のために, 地域の行事や近所づきあいがうまくいかないことがある		☐	☐	☐	☐	☐

日本整形外科学会診断・評価等基準委員会股関節疾患小委員会：委員会報告 日本整形外科学会股関節疾患評価質問票 Japanese Orthopaedic Association Hip Disease Evaluation Questionnaire (JHEQ) の開発. 日本整形外科学会雑誌 87：1082-1084, 2013 より転載

JKOM

お膝の状態についての質問票

Ⅰ　膝の痛みの程度

次の線は痛みの程度をおたずねするものです．左の端を「痛みなし」，右の端をこれまでに経験した「最も激しい痛み」としたときに，この数日間のあなたの痛みの程度はどのあたりでしょうか．
線の上でこのあたりと思われるところに×印をつけてください．

痛みなし ├──────────────────┤ これまでに経験した最も激しい痛み

Ⅱ　膝の痛みやこわばり

この数日間のあなたの膝の状態についてお聞きします．
あてはまる回答を一つ選び，□に✓をつけてください．

1. この数日間，朝，起きて動き出すとき膝がこわばりますか．

こわばりはない	少しこわばる	中程度こわばる	かなりこわばる	ひどくこわばる
□	□	□	□	□

2. この数日間，朝，起きて動き出すとき膝が痛みますか．

全く痛くない	少し痛い	中程度痛い	かなり痛い	ひどく痛い
□	□	□	□	□

3. この数日間，夜間，睡眠中に膝が痛くて目がさめることがありますか．

全くない	たまにある	ときどきある	しばしばある	毎晩ある
□	□	□	□	□

4. この数日間，平らなところを歩くとき膝が痛みますか．

全く痛くない	少し痛い	中程度痛い	かなり痛い	ひどく痛い
□	□	□	□	□

5. この数日間，階段を昇るときに膝が痛みますか．

全く痛くない	少し痛い	中程度痛い	かなり痛い	ひどく痛い
□	□	□	□	□

6. この数日間，階段を降りるときに膝が痛みますか．

全く痛くない	少し痛い	中程度痛い	かなり痛い	ひどく痛い
□	□	□	□	□

7. この数日間，しゃがみこみや立ち上がりのとき膝が痛みますか．

全く痛くない	少し痛い	中程度痛い	かなり痛い	ひどく痛い
□	□	□	□	□

8. この数日間，ずっと立っているとき膝が痛みますか．

全く痛くない	少し痛い	中程度痛い	かなり痛い	ひどく痛い
□	□	□	□	□

Ⅲ　日常生活の状態

この数日間のあなたの日常生活の状態についてお聞きします．
あてはまる回答を一つ選び，□に✓をつけてください．

9.　この数日間，階段の昇りや降りはどの程度困難ですか．

困難はない	少し困難	中程度困難	かなり困難	非常に困難
□	□	□	□	□

10.　この数日間，しゃがみこみや立ち上がりはどの程度困難ですか．

困難はない	少し困難	中程度困難	かなり困難	非常に困難
□	□	□	□	□

11.　この数日間，洋式トイレからの立ち上がりはどの程度困難ですか．

困難はない	少し困難	中程度困難	かなり困難	非常に困難
□	□	□	□	□

12.　この数日間，ズボン，スカート，パンツなどの着替えはどの程度困難ですか．

困難はない	少し困難	中程度困難	かなり困難	非常に困難
□	□	□	□	□

13.　この数日間，靴下をはいたり脱いだりすることはどの程度困難ですか．

困難はない	少し困難	中程度困難	かなり困難	非常に困難
□	□	□	□	□

14.　この数日間，平らなところを休まずにどれくらい歩けますか．

30分以上歩ける	15分ぐらい歩ける	家のまわりを歩ける程度	家の中を歩ける程度	ほとんど歩けない
□	□	□	□	□

15,　この数日間，杖を使っていますか．

全く使わない	たまに使う	ときどき使う	しばしば使う	必ず使う
□	□	□	□	□

16.　この数日間，日用品などの買い物はどの程度困難ですか．

困難はない	少し困難	中程度困難	かなり困難	非常に困難
□	□	□	□	□

17.　この数日間，簡単な家事（食卓の後かたづけや部屋の整理など）はどの程度困難ですか．

困難はない	少し困難	中程度困難	かなり困難	非常に困難
□	□	□	□	□

18. この数日間，負担のかかる家事（掃除機の使用，布団の上げ下ろしなど）はどの程度困難ですか．

困難はない	少し困難	中程度困難	かなり困難	非常に困難
□	□	□	□	□

Ⅳ ふだんの活動など

この1か月，あなたのふだんしていることや外出などについてお聞きします．
あてはまる回答を一つ選び，□に✓をつけてください．

19. この1か月，催し物やデパートなどへ行きましたか．

週に2，3回以上行った	週に1回程度行った	2週に1回程度行った	月に1回行った	全く行かなかった
□	□	□	□	□

20. この1か月，膝の痛みのため，ふだんしていること（おけいこごと，お友達とのつきあいなど）が困難でしたか．

困難はない	少し困難	中程度困難	かなり困難	非常に困難
□	□	□	□	□

21. この1か月，膝の痛みのため，ふだんしていること（おけいこごと，お友達とのつきあいなど）を制限しましたか．

制限しなかった	少し制限した	半分ほど制限した	かなり制限した	全くやめていた
□	□	□	□	□

22. この1か月，膝の痛みのため，近所への外出をあきらめたことがありますか．

ない	1～2回あった	数回あった	よくあった	ほとんどあきらめていた
□	□	□	□	□

23. この1か月，膝の痛みのため，遠くへの外出をあきらめたことがありますか．

ない	1～2回あった	数回あった	よくあった	ほとんどあきらめていた
□	□	□	□	□

Ⅴ 健康状態について

この1か月のあなたの健康状態についてお聞きします．
あてはまる回答を一つ選び，□に✓をつけてください．

24. この1か月，ご自分の健康状態は人並みに良いと思いますか．

全くそう思う	そう思う	良いとも悪いとも言えない	そう思わない	全然そう思わない
□	□	□	□	□

25. この1か月，お膝の状態はあなたの健康状態に悪く影響していると思いますか．

全く影響はないと思う	少し悪い影響があると思う	中程度悪い影響があると思う	かなり悪い影響があると思う	ひどく悪い影響があると思う
□	□	□	□	□

ご記入もれがないか，もう一度ご確認ください．

日本整形外科学会運動器リハビリテーション委員会および作業部会，日本運動器リハビリテーション学会診療報酬等検討委員会，日本臨床整形外科医会整形外科理学療法検討委員会：疾患特異的・患者立脚型変形性膝関節症患者機能評価尺度：JKOM (Japanese Knee Osteoarthritis Measure)．日本整形外科学会雑誌 80：307-315，2006 より転載

FIQ

質問1〜11について，最近1週間を通して，あなたがどの程度できたか，最もよくあてはまる番号を1つだけ選んで○で囲んでください．普段行わない質問内容は，質問番号を二重線（＝）で消してください．あなたが感じたとおりにお答えください．

あなたは次のことができましたか？	常にできた	だいたいできた	時々できた	全くできなかった
1．買い物	0	1	2	3
2．洗濯機を使った洗濯	0	1	2	3
3．食事の用意	0	1	2	3
4．皿や調理器具を手で洗う	0	1	2	3
5．掃除機をかける	0	1	2	3
6．布団を敷いたり，ベッドを整えたりする	0	1	2	3
7．数百メートル歩く	0	1	2	3
8．友人や親戚を訪問する	0	1	2	3
9．庭仕事（花の手入れなどを含む）	0	1	2	3
10．車の運転	0	1	2	3
11．階段をのぼる	0	1	2	3

12．最近1週間のうち，気分が良いと感じたのは何日間ですか？

0　1　2　3　4　5　6　7

13．最近1週間のうち，線維筋痛症のために仕事（家事を含む）を休んだのは何日間ですか？

0　1　2　3　4　5　6　7

以下の質問について，最近1週間を通して，あなたがどう感じたか，線上で最もよく示している位置に印（ ／ ）をつけてください．

14. 仕事（家事を含む）中，線維筋痛症による痛みやその他の症状は，どの程度あなたの仕事（家事を含む）に支障をきたしましたか？

全く支障なし　　　　大きな支障あり

15. 痛みはどの程度ひどかったですか？

全く痛みなし　　　　かなりひどい痛み

16. 疲れはどの程度でしたか？

全く疲れなし　　　　かなりの疲れ

17. 朝起きた時，気分はどうでしたか？

心地よい目覚め　　　　かなり疲れが残っていた

18. こわばりはどの程度ひどかったですか？

全くこわばりなし　　　　かなりのこわばり

19. どの程度，神経質になったり，不安を感じていましたか？

全く不安なし　　　　かなりの不安

20. どの程度，落ち込んだり，ゆううつな気分でしたか？

全く落ち込みなし　　　　かなりの落ち込み

長田賢一，岡　寛，磯村達也，中村郁朗，富永桂一朗，高橋　忍，小島綾子，西岡久寿樹：日本語版 Fibromyalgia Impact Questionnaire (JFIQ) の開発：言語的妥当性を担保した翻訳版の作成．臨床リウマチ　20：19-28，2008　より転載

HAQ

健康評価の質問

関節の痛みや障害のために，日常生活がどの程度，制限されているか，またはされていたかをお教えください．それぞれの質問に当てはまるところに1つだけ，◯をつけてください．

	何の困難もなくできる スコア0	少し困難だができる スコア1	かなり困難だができる スコア2	まったくできない スコア3
1．衣服の着脱と身支度(Dressing)				
(ア)靴ひもを結び，ボタン掛けも含め自分で身支度ができますか？	＿＿	＿＿	＿＿	＿＿
(イ)自分で洗髪ができますか？	＿＿	＿＿	＿＿	＿＿
2．規律(Arising)				
(ア)いす(肘掛がなく背もたれが垂直)から立ち上がれますか？	＿＿	＿＿	＿＿	＿＿
(イ)ベッドまたはふとんからの就寝，起床の動作ができますか？(日常つかっている寝具につきお答えください)	＿＿	＿＿	＿＿	＿＿
3．食事(Eating)				
(ア)お箸を使ってごはんを口に運べますか？	＿＿	＿＿	＿＿	＿＿
(イ)いっぱい水の入ったコップを口元まで運べますか？	＿＿	＿＿	＿＿	＿＿
(ウ)新しい牛乳の紙パックを開けることができますか？	＿＿	＿＿	＿＿	＿＿
4．歩行(Walking)				
(ア)戸外の平坦な道を歩けますか？	＿＿	＿＿	＿＿	＿＿
(イ)階段を5段上がれますか？	＿＿	＿＿	＿＿	＿＿
5．衛生(Hygine)				
(ア)体を洗いタオルで拭くことができますか？	＿＿	＿＿	＿＿	＿＿
(イ)浴槽につかることができますか？	＿＿	＿＿	＿＿	＿＿
(ウ)洋式トイレに座ったり立ったりできますか？	＿＿	＿＿	＿＿	＿＿
6．とどく範囲(Reach)				
(ア)頭上の棚に2リットル入りのペットボトルがあった場合，それを下に降ろせますか？	＿＿	＿＿	＿＿	＿＿
(イ)腰を曲げて床にある衣服を広い上げられますか？	＿＿	＿＿	＿＿	＿＿
7．握力(Grip)				
(ア)自動車のドアを開けられますか？	＿＿	＿＿	＿＿	＿＿
(イ)広口ビンのふたを開けられますか？(すでに一度開けてあるもの)	＿＿	＿＿	＿＿	＿＿
(ウ)回転式の蛇口を開閉できますか？	＿＿	＿＿	＿＿	＿＿
8．家事や雑用(Activities)				
(ア)用事や買い物にでかけることができますか？	＿＿	＿＿	＿＿	＿＿
(イ)自動車の乗り降りができますか？	＿＿	＿＿	＿＿	＿＿
(ウ)掃除機をかけたり，庭仕事などの家事ができますか？	＿＿	＿＿	＿＿	＿＿

川上佳夫，柳堀浩克，加藤保信，西部明子，大塚幹夫，山本俊幸：当科における関節症性乾癬患者の臨床症状と日本語版 Health Assessment Questionnaire (Japanese Version of the Stanford HAQ；J-HAQ) の検討．日本皮膚科学会雑誌　118：2435-2440，2008　より転載

IPAQ

回答にあたっては以下の点にご注意ください．

◆強い身体活動とは，身体的にきついと感じるような，かなり呼吸が乱れるような活動を意味します．
◆中等度の身体活動とは，身体的にやや負荷がかかり，少し息がはずむような活動を意味します．

以下の質問では，1回につき少なくとも10分間以上続けて行う身体活動についてのみ考えて，お答えください．

質問1a　平均的な1週間では，強い身体活動（重い荷物の運搬，自転車で坂道を上ること，ジョギング，テニスのシングルスなど）を行う日は何日ありますか？

□ 週______日　　□ ない（→質問2aへ）

質問1b　強い身体活動を行う日は，通常，1日合計してどのくらいの時間そのような活動を行いますか？

1日______時間______分

質問2a　平均的な1週間では，中等度の身体活動（軽い荷物の運搬，子どもとの鬼ごっこ，ゆっくり泳ぐこと，テニスのダブルス，カートを使わないゴルフなど）を行う日は何日ありますか？歩行やウォーキングは含めないでお答えください．

□ 週______日　　□ ない（→質問3aへ）

質問2b　中等度の身体活動を行う日には，通常，1日合計してどのくらいの時間そのような活動を行いますか？

______時間______分

質問3a　平均的な1週間では，10分間以上続けて歩くことは何日ありますか？　ここで，歩くとは仕事や日常生活で歩くこと，ある場所からある場所へ移動すること，あるいは趣味や運動としてのウォーキング，散歩など，全てを含みます．

□ 週______日　　□ ない（→質問4aへ）

質問3b　そのような日には，通常，1日合計してどのくらいの時間歩きますか？

______時間______分

質問3c　通常どのような速さで歩きますか？

□ かなり呼吸が乱れるような速さ　□ 少し息がはずむような速さ
□ ゆったりした速さ

質問4a　最後の質問は，毎日座ったり寝転んだりして過ごしている時間（仕事中，自宅で，勉強中，余暇時間など）についてです．すなわち，机に向かったり，友人とおしゃべりをしたり，読書をしたり，座ったり，寝転んでテレビを見たり，といった全ての時間を含みます．なお，睡眠時間は含めないでください．
平日には，通常，1日合計してどのくらいの時間座ったり寝転んだりして過ごしますか？

1日______時間______分

質問4b　休日には，通常，1日合計してどのくらいの時間座ったり寝転んだりして過ごしますか？

1日______時間______分

以上です．ご協力ありがとうございました．

村瀬訓生，勝村俊仁，上田千穂子，井上　茂，下光輝一：身体活動量の国際標準化—IPAQ 日本語版の信頼性，妥当性の評価．厚生の指標 49：1-9，2002　より転載

HADS

気分の変化は病気に重要な影響を与えることもあり，これを知ることが治療に役立つことがあります．以下の質問にあまり考え込まずにお答えください．長い時間考え込むと不正確になることがあります．各項目一つだけお答えください．

☆HAD尺度　最近の気持ちについて，あてはまる数字に○をつけてください．
不安尺度：奇数番号の設問　　抑うつ尺度：偶数番号の設問

1. 緊張したり気持ちが張りつめたりすることが
   1 しょっちゅうあった
   2 たびたびあった
   3 ときどきあった
   4 まったくなかった

2. むかし楽しんだことを今でも楽しいと思うことが
   1 まったく同じだけあった
   2 かなりあった
   3 少しだけあった
   4 めったになかった

3. なにか恐ろしいことが起ころうとしているという恐怖感を持つことが
   1 しょっちゅうあって，非常に気になった
   2 たびたびあるが，あまり気にならなかった
   3 少しあるが気にならなかった
   4 まったくなかった

4. 物事の面白い面を笑ったり，理解したりすることが
   1 いつもと同じだけできた
   2 かなりできた
   3 少しだけできた
   4 まったくできなかった

5. 心配事が心に浮かぶことが
   1 しょっちゅうあった
   2 たびたびあった
   3 それほど多くはないが，ときどきあった
   4 ごくたまにあった

6. きげんの良いことが
   1 まったくなかった
   2 たまにあった
   3 ときどきあった
   4 しょっちゅうあった

7. 楽に座って，くつろぐことが
   1 かならずできた
   2 たいていできた
   3 たまにできた
   4 まったくできなかった

8. 仕事を怠けているように感じることが
   1 ほとんどいつもあった
   2 たびたびあった
   3 ときどきあった
   4 まったくなかった

9. 不安で落ちつかないような恐怖感を持つことが
   1 まったくなかった
   2 ときどきあった
   3 たびたびあった
   4 しょっちゅうあった

10. 自分の顔，髪型，服装に関して
    1 関心がなくなった
    2 以前よりも気を配っていなかった
    3 以前ほどは気を配っていなかったかもしれない
    4 いつもと同じように気を配っていた

11. じっとしていられないほど落ち着かないことが
    1 しょっちゅうあった
    2 たびたびあった
    3 少しだけあった
    4 まったくなかった

12. 物事を楽しみにして待つことが
    1 いつもと同じだけあった
    2 以前ほどはなかった
    3 以前よりも明らかに少なかった
    4 めったになかった

13. 突然，理由のない恐怖感（パニック）におそわれとことが
    1 しょっちゅうあった
    2 たびたびあった
    3 少しだけあった
    4 まったくなかった

14. 面白い本や，ラジオまたはテレビ番組を楽しむことが
    1 たびたびできた
    2 ときどきできた
    3 たまにできた
    4 ほとんどめったにできなかった

HAD Scale
配点表

設問	尺度	1	2	3	4
1	A	3	2	1	0
2	D	0	1	2	3
3	A	3	2	1	0
4	D	0	1	2	3
5	A	3	2	1	0
6	D	3	2	1	0
7	A	0	1	2	3
8	D	3	2	1	0
9	A	0	1	2	3
10	D	3	2	1	0
11	A	3	2	1	0
12	D	0	1	2	3
13	A	3	2	1	0
14	D	0	1	2	3

A：Anxiety
D：Depression scores
0-7：non
8-10：doubtful
11-21：definitex

八田宏之，東あかね，八城博子，小笹晃太郎，林　恭平，清田啓介，井口秀人，池田順子，藤田きみゑ，渡辺能行，川井啓市：Hospital Anxiety and Depression Scale日本語版の信頼性と妥当性の検討―女性を対象とした成績．心身医学　38：309-315，1998　より転載

BS-POP

治療者に対する質問表（BS-POP医師用）

質問項目	回答と点数		
1. 痛みのとぎれることはない	1 そんなことはない	2 時々とぎれる	3 ほとんどいつも痛む
2. 患部の示し方に特徴がある	1 そんなことはない	2 患部をさする	3 指示がないのに衣服を脱ぎ始めて患部を見せる
3. 患部全体が痛む（しびれる）	1 そんなことはない	2 ときどき	3 ほとんどいつも
4. 検査や治療をすすめられたとき，不機嫌，易怒的，または理屈っぽくなる	1 そんなことはない	2 少し拒否的	3 おおいに拒否的
5. 知覚検査で刺激すると過剰に反応する	1 そんなことはない	2 少し過剰	3 おおいに過剰
6. 病状や手術について繰り返し質問する	1 そんなことはない	2 ときどき	3 ほとんどいつも
7. 治療スタッフに対して，人を見て態度を変える	1 そんなことはない	2 少し	3 著しい
8. ちょっとした症状に，これさえなければとこだわる	1 そんなことはない	2 少しこだわる	3 おおいにこだわる

患者に対する質問表（BS-POP患者用）

質問項目	回答と点数		
1. 泣きたくなったり，泣いたりすることがありますか	1 いいえ	2 ときどき	3 ほとんどいつも
2. いつもみじめで気持ちが浮かないですか	1 いいえ	2 ときどき	3 ほとんどいつも
3. いつも緊張して，イライラしていますか	1 いいえ	2 ときどき	3 ほとんどいつも
4. ちょっとしたことが癪（しゃく）にさわって腹が立ちますか	1 いいえ	2 ときどき	3 ほとんどいつも
5. 食欲はふつうですか	3 いいえ	2 ときどきなくなる	1 ふつう
6. 1日のなかでは，朝方がいちばん気分がよいですか	3 いいえ	2 ときどき	1 ほとんどいつも
7. 何となく疲れますか	1 いいえ	2 ときどき	3 ほとんどいつも
8. いつもとかわりなく仕事ができますか	3 いいえ	2 ときどきやれなくなる	1 やれる
9. 睡眠に満足できますか	3 いいえ	2 ときどき満足できない	1 満足できる
10. 痛み以外の理由で寝つきが悪いですか	1 いいえ	2 ときどき寝つきが悪い	3 ほとんどいつも

渡辺和之，菊地臣一，紺野愼一，丹羽真一，増子博文：整形外科患者に対する精神医学的問題評価のための簡易質問表（BS-POP）―妥当性の検討．臨床整形外科 40：745-751，2005　より転載

PCS

情動・認知評価

この質問紙では，痛みを感じている時のあなたの考えや感情についてお聞きします．以下に，痛みに関連したさまざまな考えや感情が 13 項目あります．痛みを感じているときに，あなたはこれらの考えや感情をどの程度経験していますか．あてはまる数字に○をつけてお答えください．

	全くあてはまらない	あまりあてはまらない	どちらともいえない	少しあてはまる	非常にあてはまる
1. 痛みが消えるかどうか，ずっと気にしている．	0	1	2	3	4
2. もう何もできないと感じる．	0	1	2	3	4
3. 痛みはひどく，決してよくならないと思う．	0	1	2	3	4
4. 痛みは恐ろしく，痛みに圧倒されると思う．	0	1	2	3	4
5. これ以上耐えられないと感じる．	0	1	2	3	4
6. 痛みがひどくなるのではないかと怖くなる．	0	1	2	3	4
7. 他の痛みについて考える．	0	1	2	3	4
8. 痛みが消えることを強く望んでいる．	0	1	2	3	4
9. 痛みについて考えないようにすることはできないと思う．	0	1	2	3	4
10. どれほど痛むかということばかり考えてしまう．	0	1	2	3	4
11. 痛みが止まって欲しいということばかり考えてしまう．	0	1	2	3	4
12. 痛みを弱めるために私ができることは何もない．	0	1	2	3	4
13. 何かひどいことが起こるのではないかと思う．	0	1	2	3	4

松岡紘史，坂野雄二：痛みの認知面の評価：Pain Catastrophizing Scale 日本語版の作成と信頼性および妥当性の検討．心身医学 47：95-102, 2007 より転載

FABQ

以下は，腰痛に関する考え方についての質問です．それぞれの設問について，身体の動作（前屈みになる，持ち上げる，歩く，運転するなど）があなたの腰痛にどれだけ影響するか，もしくは影響する可能性があるか，0から6のなかで，最も当てはまる数字に一つだけ◯をつけてください．

	全くそう思わない			どちらともいえない			全くそのとおりである
1. 私の腰痛は身体の動作が原因で生じた	0	1	2	3	4	5	6
2. 身体の動作は，私の腰の痛みを悪化させる	0	1	2	3	4	5	6
3. 身体の動作は，私の腰に悪い影響を与えるかもしれない	0	1	2	3	4	5	6
4. 私の腰痛を悪化させる（悪化させるかもしれない）ような身体の動作をすべきでない	0	1	2	3	4	5	6
5. 私の腰痛を悪化させる（悪化させるかもしれない）ような身体の動作はできない	0	1	2	3	4	5	6

ここからは，あなたの普段の仕事がどの程度あなたの腰痛に影響するか，もしくは影響する可能性があるかに関する設問です．

	全くそう思わない			どちらともいえない			全くそのとおりである
6. 私の腰痛は，仕事のせいで，あるいは仕事中のハプニング（偶発的な出来事）が原因で生じた	0	1	2	3	4	5	6
7. 私の腰痛は，仕事によりさらに悪化した	0	1	2	3	4	5	6
8. 私の腰痛に対して，私は補償を請求する権利がある	0	1	2	3	4	5	6
9. 私にとって，私の普段の仕事は重労働すぎる	0	1	2	3	4	5	6
10. 私の普段の仕事は，私の腰の痛みを悪化させる，もしくは悪化させる可能性がある	0	1	2	3	4	5	6
11. 私の普段の仕事は，私の腰に悪い影響を与えるかもしれない	0	1	2	3	4	5	6
12. 現在の腰痛を抱えたまま，私の普段の仕事をすべきでない	0	1	2	3	4	5	6
13. 現在の腰痛を抱えたまま，私の普段の仕事はできない	0	1	2	3	4	5	6
14. 私の腰痛が治るまで，私の普段の仕事はできない	0	1	2	3	4	5	6
15. 3か月以内に私の普段の仕事に復帰できるとは思わない	0	1	2	3	4	5	6
16. もう二度と私の普段の仕事に復帰できるとは思わない	0	1	2	3	4	5	6

松平　浩，犬塚恭子，菊池徳昌，寒河江千鶴，有阪真由美，磯村達也：日本語版 Fear-Avoidance Beliefs Questionnaire (FABQ-J) の開発―言語的妥当性を担保した翻訳版の作成．整形外科　62：1301-1306，2011　より転載

TSK

それぞれの質問をよく読み，あなたの考えや気持ちとして最もよくあてはまる数字に○をつけてください．

	少しもそう思わない	そう思わない	そう思う	強くそう思う
1. 運動すると体を傷めてしまうかもしれないと不安になる	1	2	3	4
2. 痛みが増すので何もしたくない	1	2	3	4
3. 私の体には何か非常に悪いところがあると感じている	1	2	3	4
4. 運動した方が私の痛みはやわらぐかもしれない	1	2	3	4
5. 他の人は私の体の状態のことなど真剣に考えてくれていない	1	2	3	4
6. アクシデント（痛みが起こったきっかけ）のせいで，私は一生痛みが起こりうる体になった	1	2	3	4
7. 痛みを感じるのは，私の体を痛めたことが原因である	1	2	3	4
8. 私の痛みが何かで悪化しても，その何かを気にする必要はない	1	2	3	4
9. 予期せず体を傷めてしまうかもしれないと不安になる	1	2	3	4
10. 不必要な動作を行わないように，とにかく気をつけることが，私の痛みを悪化させないためにできる最も確実なことである	1	2	3	4
11. この強い痛みは私の体に何か非常に悪いことが起こっているからに違いない	1	2	3	4
12. 私は痛みがあっても，体を動かし活動的であれば，かえって体調は良くなるかもしれない	1	2	3	4
13. 体を傷めないように，痛みを感じたら私は運動をやめる	1	2	3	4
14. 私のような体の状態の人は，体を動かし活動的であることは決して安全とはいえない	1	2	3	4
15. 私はとても体を傷めやすいので，全てのことを普通の人と同じようにできるわけがない	1	2	3	4
16. 何かして私が強い痛みを感じたとしても，そのことでさらに体を傷めることになるとは思わない	1	2	3	4
17. 痛みがある時は，誰であっても運動することを強要されるべきではない	1	2	3	4

※短縮版（TSK-11）は 1，2，3，5，6，7，10，11，13，15，17 の 11 項目である．

松平 浩，犬塚恭子，菊池徳昌，寒河江千鶴，有阪真由美，磯村達也，Robert P. Miller：日本語版 Tampa Scale for Kinesiophobia (TSK-J) の開発：言語的妥当性を担保した翻訳版の作成．臨床整形外科 48：13-19，2013 より転載

PSEQ

現時点で「痛みはあってもこれらの事柄ができる」という自信の程度を教えてください.
0は「まったく自信がない」, 6は「完ぺきな自信がある」です. それぞれの項目の下の番号を1つ選んで○をつけてください.

記入例

0	1	2	③	4	5	6
全く自信がない						完ぺきな自信がある

この質問票は以下の事柄をあなたが今まで実際に行ってきたかどうかだけではなく,
「痛みはあるけれども, 現時点でこれらの事柄を行える自信がどの程度あるか」を尋ねるものです.

1 痛みがあっても物事を楽しめる.

0	1	2	3	4	5	6
全く自信がない						完ぺきな自信がある

2 痛みがあっても家事のほとんど（掃除や皿洗いなど）をこなせる.

0	1	2	3	4	5	6
全く自信がない						完ぺきな自信がある

3 痛みがあっても友達や家族とこれまで通りに付き合える.

0	1	2	3	4	5	6
全く自信がない						完ぺきな自信がある

4 ほとんどの場合痛みに対応できる.

0	1	2	3	4	5	6
全く自信がない						完ぺきな自信がある

5 痛みがあっても何か仕事ができる（仕事には家事も報酬のある仕事もない仕事も含む）.

0	1	2	3	4	5	6
全く自信がない						完ぺきな自信がある

6 痛みがあっても趣味や気晴らしなどの楽しいことがたくさんできる.

0	1	2	3	4	5	6
全く自信がない						完ぺきな自信がある

7 薬がなくても痛みに対応できる.

0	1	2	3	4	5	6
全く自信がない						完ぺきな自信がある

8 痛みがあっても人生の目標のほとんどを達成できる.

0	1	2	3	4	5	6
全く自信がない						完ぺきな自信がある

9 痛みがあってもふつうに生活できる.

0	1	2	3	4	5	6
全く自信がない						完ぺきな自信がある

10 痛みがあっても徐々に活動的になれる.

0	1	2	3	4	5	6
全く自信がない						完ぺきな自信がある

Tomonori Adachi, Aya Nakae, Tomoyuki Maruo, Kenrin Shi, Masahiko Shibata, Lynn Maeda, Youichi Saitoh, Jun Sasaki：Validation of the Japanese Version of the Pain Self-Efficacy Questionnaire in Japanese Patients with Chronic Pain. Pain Med 15：1405-1417, 2014 より転載

EQ-5D

以下のそれぞれの項目の一つの四角に（このように☑）印をつけて，あなた自身の今日の健康状態を最も良く表している記述を示してください．

移動の程度

- 私は歩き回るのに問題はない □
- 私は歩き回るのにいくらか問題がある □
- 私はベッド（床）に寝たきりである □

身の回りの管理

- 私は身の回りの管理に問題はない □
- 私は洗面や着替えを自分でするのにいくらか問題がある □
- 私は洗面や着替えを自分でできない □

ふだんの活動（例：仕事，勉強，家族・余暇活動）

- 私はふだんの活動を行うのに問題はない □
- 私はふだんの活動を行うのにいくらか問題がある □
- 私はふだんの活動を行うことができない □

痛み／不快感

- 私は痛みや不快感はない □
- 私は中程度の痛みや不快感がある □
- 私はひどい痛みや不快感がある □

不安／ふさぎ込み

- 私は不安でもふさぎ込んでもいない □
- 私は中程度に不安あるいはふさぎ込んでいる □
- 私はひどく不安あるいはふさぎ込んでいる □

過去12か月間にわたる自分の一般的な健康水準と比べて，私の今日の健康状態は，

- より良い □
- ほとんど同じ □
- より悪い □

一つの□に印をつけてください

日本語版 EuroQol 開発委員会（西村周三，土屋有紀，久繁哲徳，池上直己，池田俊也）：日本語版 Euro-Qol の開発．医療と社会　8：109-123，1998　より転載

EQ-5D-5L

各項目において，あなたの今日の健康状態を最もよく表している四角（□）1つに
✓印をつけてください．

移動の程度

歩き回るのに問題はない □
歩き回るのに少し問題がある □
歩き回るのに中程度の問題がある □
歩き回るのにかなり問題がある □
歩き回ることができない □

身の回りの管理

自分で身体を洗ったり着替えをするのに問題はない □
自分で身体を洗ったり着替えをするのに少し問題がある □
自分で身体を洗ったり着替えをするのに中程度の問題がある □
自分で身体を洗ったり着替えをするのにかなり問題がある □
自分で身体を洗ったり着替えをすることができない □

ふだんの活動（例：仕事，勉強，家族・余暇活動）

ふだんの活動を行うのに問題はない □
ふだんの活動を行うのに少し問題がある □
ふだんの活動を行うのに中程度の問題がある □
ふだんの活動を行うのにかなり問題がある □
ふだんの活動を行うことができない □

痛み／不快感

痛みや不快感はない □
少し痛みや不快感がある □
中程度の痛みや不快感がある □
かなりの痛みや不快感がある □
極度の痛みや不快感がある □

不安／ふさぎ込み

不安でもふさぎ込んでもいない □
少し不安あるいはふさぎ込んでいる □
中程度に不安あるいはふさぎ込んでいる □
かなり不安あるいはふさぎ込んでいる □
極度に不安あるいはふさぎ込んでいる □

池田俊也，白岩　健，五十嵐中，能登真一，福田　敬，齋藤信也，下妻晃二郎：日本語版 EQ-5D-5L におけるスコアリング法の開発．保健医療科学 64：47-55，2015 より転載

SIP

SR（睡眠と休息）

1. 休息のため一日，ほとんど横になって過ごしています．
2. 一日の大半は座って過ごしています．
3. 一日の大半は眠ったようにぼんやりしています．
4. 休息のため一日のうちで，たびたび横になります．
5. 座りながら，うとうとしています．
6. 夜，よく眠れません．たとえば，早く目覚めたり，長時間眠れなかったり，ときどき目覚めたりします．
7. 以前に比べて日中，眠ったり，うたた寝をします．

EB（感情的行動）

1. たとえば，他人の重荷になっているなど，自分のことを悪く言ったり，役に立たないと言ったりすることがあります．
2. 急に笑い出したり，泣き出したりすることがあります．
3. 痛みや不快感でよく嘆いたり，苦しんだりします．
4. 自殺しようとしたことがあります．
5. イライラ，そわそわして落ち着かないことがあります．
6. 痛みや不快感のため体の一部をなでたり，さわっていたりすることがあります．
7. 自分自身に対してイライラしたり，我慢ができなくなり，自分自身を非難したり，ののしったり，起こったことを自分のせいにしてしまったりします．
8. 将来に対し悲観的なことを言ったりすることがあります．
9. 急に恐怖に襲われることがあります．

BCM（身体介護と運動）

1. 自動車に乗り降りする時や，浴槽への出入りの際に人の手を借りなければなりません．
2. 自分では寝起きや，椅子から立ったり座ったりすることができないので，人や物の助けを借りています．
3. 立っていられるのは，ほんの短い時間だけです．
4. ふらふらして，身体のバランスを保つことができません．
5. 手や指を動かす際に，少し制限があったり，困難だったりします．
6. 人の助けがないと立ち上がることができません．
7. 何かに寄りかからなければ，ひざまずいたり，かがんだり，前かがみになれません．
8. いつも同じような姿勢をとっています．
9. 動作がうまくできず，ぎこちないです．
10. 寝起きや，椅子から立ったり座ったりする時などには物につかまるか，杖や歩行器などを使います．
11. ほとんど一日中横になり寝たままでいます．
12. 同じ姿勢を保てず，しょっちゅう姿勢を変えています．
13. 自分でベッド上（寝床）で姿勢を変える際には，何かにつかまったりしなければなりません．
14. 入浴することはできますが，体を洗う時などに人の助けが必要です．
15. 一人では全く入浴出来ないので，人に入れてもらいます．
16. 人の手を借りて（さし込み）便器やしびんを使っています．
17. 靴や靴下やストッキングをうまくはけません．
18. 尿失禁しています．（気が付かないうちに尿が漏れたり，我慢できなかったりします．）
19. 一人でボタン，ジッパー，靴ひもなどを結んだり，つけたりできません．
20. ほとんど一日中ねまきのままでいたり，きちんと身支度をしないで過ごします．（たとえば，ズボンや上着を身につけなかったり，下着のままで過ごす）
21. 便失禁しています．（気が付かないうちに便が漏れたり，我慢できなかったりします．）
22. とてもゆっくりやれば，一人で着物をきることができます．
23. 人の助けがなければ，着替えることができません．

HM（家庭管理）

1. ほんの短時間だけ，あるいは休みながらだと，家のまわりの仕事ができます．
2. 家庭での日課が以前に比べて少なくなっています．
3. 以前行っていた家事を全くしなくなりました．
4. 以前のように家の中や庭の手入れや修理の仕事はしていません．
5. 以前行っていた買い物に全く行かなくなりました．
6. 以前行っていた家の掃除を全くしなくなりました．
7. 水道の蛇口をひねる，調理道具を使う，裁縫をする，大工仕事をするなどの手作業をすることは困難です．
8. 以前行っていた洗濯を全く行わなくなりました．
9. 家庭ではきつい仕事はしていません．
10. お金の支払い，銀行での用事，家計のやりくりなどの自分や家の用事をしなくなりました．

M（可動性）

1. 家（屋内）だけで過ごしています．
2. 一つの部屋の中だけで過ごしています．
3. 以前に比べるとベッド（寝床）で過ごす時間が長くなりました．
4. ほとんど一日中ベッド（寝床）で過ごします．
5. 今はバスや電車などの公共交通機関を利用しません．
6. ほとんど外出しなくなりました．
7. 近くにトイレが付いているところにしか行きません．
8. 町に出かけることはなくなりました．
9. ごく短時間しか外出しません．
10. 暗いところや，明かりのついていないところは人の助けを借りないと動き回れません．

SI（社会相互性）

1. 人を訪ねることは少なくなりました．
2. 人の家を訪ねることは全くありません．
3. 他人の問題に興味を抱くのが少なくなりました．たとえば，悩みを相談されても聞こうとしなかったり，援助をしようとしなかったりします．
4. まわりの人や物に対してイライラしやすく，しばしば当たり散らしたり，とげとげしく答えたり，批判したりします．
5. 親愛の情を表現しなくなりました．
6. 仲間との付き合いが少なくなっています．
7. 友達を訪問することが少なくなっています．
8. 他人による社交的な訪問をうけることを避けています．
9. 性生活は減っています．
10. 自分の健康がどうなるか，よく心配して口に出してしまいます．
11. 周囲の人と話をすることが少なくなりました．
12. 人に私に対して何かをさせる，やり方を押しつけるなど，要求することが多いです．

13. ほとんど一人で過ごします.
14. 家族とそりが合わず, 意地悪をしたり, 強情を張ったりします.
15. 家族によく腹を立て, 殴ったり, 怒鳴ったり, 物を投げつけたりします.
16. 家族からできるだけ離れる(交流を絶つ)ようにしています.
17. 子供達に注意をはらうことが少なくなっています.
18. 家族と接することを避けています. たとえば, 家族と顔を合わせないようにしています.
19. 以前のように子供達や家族の世話をしなくなりました.
20. 以前のようには家族と冗談を言わなくなりました.

A(移動)

1. 以前に比べて歩かず, 頻繁に立ち止まって休憩します.
2. 丘の上り下りができません.
3. 階段では手すりや杖などの補助具を使わないと昇り降りできません.
4. 人の助けを借りないと, 階段の昇り降りができません.
5. 車椅子で移動しています.
6. 全く歩くことができません.
7. 一人で歩けますが, 足を引きずったり, ふらついたり, よろめいたり, 足がつっぱたりします.
8. 人の助けを借りないと歩けません.
9. 以前に比べると, 階段では, 一段ずつ, 止まりながらというようにゆっくり昇り降りします.
10. 全く階段を昇り降りできません.
11. 歩行器, 松葉杖, 杖を使ったり, 壁や家具を利用しないと動き回れません.
12. 非常にゆっくりしか歩けません.

AB(行動の変化)

1. 混乱してしまうと一度にいろいろなことをしてしまいます.
2. 思いがけない小さな事故を起こします. たとえば, 物を落としたり, つまずいたり, ぶつかるなど.
3. 言われたことや, やってもらったことへの反応が遅いです.
4. いったん始めたことを最後まで続けられず中途半端になります.
5. 問題を理屈で解決することが難しいので, 計画を立てたり, 物事を決めたり, 新しいことを習う事などは困難です.
6. ときどき混乱したり, 時間や場所がわからなくなったりします.(たとえば, 自分がどこにいるのか, 周りにいる人が誰なのか, 今日が何日なのかなど)
7. 最近の出来事や物を置いた場所や人との約束など忘れることが多いです.
8. 集中力を長く保つことができません.
9. 以前に比べて間違いが多くなっています.
10. 物事に集中することがうまくできません.

C(コミュニケーション)

1. 字を書いたり, タイプしたりすることがうまくできません.
2. ほとんど身ぶりで意志を伝えます. たとえば, 頭をふる, 指さす, 手まね(手話)をするなど.
3. 私の言うことは私をよく知っている人にしか理解してもらえません.
4. 話す時よく声のコントロールができないことがあります. たとえば, いきなり声が大きくなったり, 小さくなったり, 震える.
5. 自分の名前しか書くことができません.
6. すぐ近くか, 面と向かってでなければ人と話すことができません.
7. 話の途中で詰まったり, どもったり, 口ごもったり, 早口で発音が不明瞭になるなど, うまく話せません.
8. 人にわかってもらうのに骨が折れます.(意志の疎通が困難です)
9. 緊張すると, 人にわかりやすく話せなくなります.

W(雇用)

1. 私は全く仕事をしていません.
2. 家で仕事の一部をしています.
3. 以前と同じ量の仕事をこなすことができません.
4. くってかかる, つっけんどんに答える, すぐ批判するなど仕事の同僚にあたることがあります.
5. 私は以前に比べて, 短時間仕事をしています.
6. 軽い仕事ならできます.
7. 短時間に区切ったり, 休みをとりながら仕事をしています.
8. 少し工夫することで以前と同程度の仕事をしています. たとえば, 前とちがう道具や特別の補助具を使ったり, 同僚に一部仕事を交換してもらうなど.
9. 以前より仕事に対して注意力, 正確さが低下しました.

RP(レクリエーションと娯楽)

1. 趣味や娯楽の時間が短くなりました.
2. 娯楽のために外出することが少なくなっています.
3. テレビ, 読書, トランプなど動きの少ない娯楽や気晴らしも以前に比べて減っています.
4. テレビ, 読書, トランプなど動きの少ない娯楽や気晴らしは全くしていません.
5. 活動的な娯楽の代わりに活動量の少ない気晴らしが増えました.
6. 地域での活動にかかわることが少なくなっています.
7. 以前より体を使う娯楽や活動が減っています.
8. 以前のように体を使う娯楽や活動は全くしていません.

E(栄養摂取)

1. 以前に比べて, 食事の量はだいぶ少なくなっています.
2. 特別に調理された食べ物や道具を使うと自分で食べることができます.(たとえば, 普通の食事を刻み食など形状を変えたり, 特別な箸やスプーンを必要とする)
3. 特別な食べ物を食べています. たとえば, 軟らかい物, 刺激の少ない物, 塩分の少ない物, 脂肪の少ない物, 糖分の少ない物.
4. 液状(流動食)のみで固形の食べ物は食べません.
5. 食べ物はつまんでも, 少しずつしか食べられません.
6. 水分はあまり飲まなくなりました.
7. 食事をするときに人に一部手伝ってもらいます.
8. 一人では全く食べることができず, 食べさせてもらいます.
9. 全く食べることができず, 栄養はチューブや点滴でとっています.

後藤葉子, 上月正博, 佐々木裕子, 黒澤 一, 佐藤徳太郎 : Sickness Impact Profile (SIP) 日本語版の作成と慢性呼吸器疾患患者における信頼性および妥当性の検討. 東北医学雑誌 118 : 1-8, 2006 より転載

用語解説

あ 行

アドヒアランス

患者が積極的に治療方針の決定に参加し，その決定に従って治療を行うこと，つまり患者自身の治療への積極的な参加を意味する．

アラキドン酸

細胞膜のリン脂質が PLA_2 によって加水分解されることで遊離される不飽和脂肪酸の一つである．

アラキドン酸カスケード

細胞膜を構成するリン脂質由来のアラキドン酸を原料として，プロスタグランジンなどの脂質メディエーターを作る代謝経路のことである．

アロディニア（allodynia）

通常では痛みを起こさないような軽微で非侵害性の刺激に対して痛みを感じる状態のことである．

イエローフラッグ（yellow flags）

特に腰痛において，痛みの発症，再発，慢性化に関与する（回復を妨げる）要因のことであり，痛みや活動に対する誤解，痛み行動，抑うつ・不安，不適切な治療，疾病利得，補償問題，職場・職務問題，家族・他の支援過多・過少など，心理社会的因子が含まれる．

痛み行動

痛みを周囲に知らせるための行動で，痛みを訴える，患部に手を当てる，足をひきずる，注射などの処置を頻繁に求めるなどの行動はその一例である．

一酸化窒素合成酵素（nitric oxide synthase：NOS）

窒素酸化物である一酸化窒素（nitric oxide：NO）の合成に関与する酵素であり，NOSには常時細胞内に一定量存在する構成型NOS（cNOS）と炎症やストレスにより誘導される誘導型NOS（iNOS）に分類される．また，cNOSには神経型のnNOSと血管内皮

型の eNOS が存在し，最近ではミトコンドリアに存在する mtNOS も発見されている．

運動恐怖（kinesiophobia）

運動や活動に対する恐怖感，ならびに身体を動かすことで悪化するのではないかという不安や恐怖のことである．

エピジェネティック修飾

エピジェネティクスとは，DNA 配列の変化を伴うことなく後天的な修飾によって遺伝子の発現が制御，維持されるしくみのことで，その修飾機構であるエピジェネティック修飾には DNA メチル化やヒストン修飾がかかわっている．エピジェネティック修飾を受けたゲノムは「エピゲノム」と呼ばれる．

エファプス

正常なシナプス以外の部位で，2 本以上の神経線維が電気信号を交換する部位のことをいう．

か 行

拡大視

痛みや関連する出来事を過大に捉えてしまうこと．

恐怖回避思考（fear-avoidance belief）

痛みやそれに関する悲観的な解釈，情報に対する恐怖や不安によって，さまざまな活動や行動を過剰に制限・回避，安静化してしまうこと，またはその考え方のことをいう．

経頭蓋直流電気刺激（transcranial direct-current stimulation：tDCS）

頭皮上より 1～2 mA 程度の微弱な直流電流を通電し，電極下の脳内のニューロンを興奮させる非侵襲的な方法をいう．rTMS 同様，脳卒中やうつ病，慢性疼痛などが適応とされているが，tDCS は物理療法の一つに位置づけできることから，理学療法士が実施することも可能である．

ケラチノサイト

表皮の主要な構成細胞であり，表皮最下層の基底層で生成され，細胞分裂して約 2 週間で角片（アカ）となって剥脱する．ケラチノサイトには，皮膚の水分保持やバリア機能を維持する役割があるほか，正常状態でも侵害受容体である TRPV1 受容体や $P2X_3$

受容体が発現していることから，痛みセンサーとしても機能していると考えられている．

高周波熱凝固術

高周波電流によって発生する熱エネルギー（70〜90 ℃）を利用し，神経に存在するタンパク質を凝固させることで，長期間にわたり神経伝達を遮断する神経ブロックの方法である．

高分子キニノーゲン

血漿中に存在する血液凝固因子の一つであり，血管内皮細胞の傷害によって高分子キニノーゲンがタンパク質分解酵素であるカリクレリンによって分解されるとブラジキニンが生成される．

コラーゲンのリモデリング

組織損傷の成熟期でみられる主要な組織学的変化であり，この時期はコラーゲンの合成と分解，すなわちリモデリングが盛んで，肉芽組織から成熟した瘢痕組織に変化する．具体的には，初期に合成されたタイプⅢコラーゲンがタイプⅠコラーゲンに置き換わり，コラーゲン線維自体も太くなる．また，コラーゲン線維束も形成され，その配列も網目状の形態をとるようになり，抗張力が増加する．

さ 行

細胞遊走作用

細胞遊走とは，細胞がある場所から別の場所に自力で移動することをいう．組織損傷の治癒過程では好中球やマクロファージ，線維芽細胞などが創部に向かって遊走するとともに，増殖する．

自己効力感（self-efficacy）

ヒトが与えられた条件で望んだ結果になるための行動を成功させることができるという確信のことであり，自己に対する信頼感や有能感ともいえる．自己効力感はヒトが行動を起こす際に大きな影響を及ぼしている．

上皮化

組織損傷の増殖期でみられる組織学的変化の一つであり，組織損傷によって欠損した皮膚の表皮が主要構成細胞であるケラチノサイト（角化細胞）の増殖などによって再度被覆されることをいう．

赤血球沈降速度（血沈速度）

赤血球の比重は血漿より大きいため，血液をクエン酸ソーダなどで凝固しないようにして管内に静置すると，上部の血漿と下部の赤血球に分離する．この現象を赤血球沈降反応といい，その沈降の速度を赤血球沈降速度（血沈速度）という．血沈速度は血漿中のタンパク質の性状が影響するため，炎症時は速くなる．正常値は最初の1時間値で男性10 mm以下，女性15 mm以下とされている．

セロトニントランスポーター

セロトニンの量を調節しているタンパク質で，セロトニンを神経細胞に再取り込みする作用がある．そのため，セロトニントランスポーターの作用が亢進し，セロトニンの再取り込みが過度になると脳内のセロトニン量が不足し，うつ症状が生じるとされている．つまり，SSRIはセロトニンの再取り込みを阻害することで脳内のセロトニン量の不足を防ぎ，うつ症状を抑える働きがある．

線維芽細胞

結合組織固有の細胞で，コラーゲンやエラスチン，ヒアルロン酸などといった結合組織の主要構成成分を合成，産出する役割がある．細胞の形態は一般に紡錘形で長い細胞突起をもっており，組織損傷の治癒過程では線維芽細胞が増殖するとともに，コラーゲンなどの合成，産出を盛んに行っている．

全般性不安障害

はっきりした理由がないにもかかわらず過度な不安が生じ，これが慢性的に持続し（診断基準では6ヵ月以上），制御できないことで日常生活に多大な影響を及ぼす不安障害の一種である．

た 行

帯状疱疹後神経痛

帯状疱疹ウイルスは後根神経節に潜み，免疫力の低下などによって活性化すると神経に沿って赤い皮疹（水疱など）が皮膚に帯状（帯状疱疹）にみられる．帯状疱疹後神経痛とは皮疹が消失し，帯状疱疹が治癒した後も続く痛みのことで，ウイルス感染による神経障害が原因とされている．

痛覚過敏（hyperalgesia）

痛みを引き起こす侵害性の刺激によって，その刺激強度以上に強く痛みを感じる状態のことである．

な　行

内因性オピオイド

体内で産生・分泌されるモルヒネ類似物質の総称で，中枢・末梢神経に存在する特異的な受容体（オピオイド受容体）へ結合することで作用する．作用する受容体によってエンドルフィン類，エンケファリン類，ダイノルフィン類に分類され，“脳内麻薬”とも称される．

肉芽組織形成

肉芽組織形成とは，組織損傷の増殖期でみられる組織学的変化の一つであり，新たに合成，産出された未成熟のコラーゲン線維ならびに線維芽細胞や好中球，マクロファージなどを含んだ滲出液などから構成される線維性結合組織（肉芽組織）が創部にあたる結合組織（皮膚の真皮や皮下組織，靱帯の実質など）に形成されることをいう．なお，肉芽組織形成には毛細血管の新生（血管新生）が不可欠である．

認知行動モデル

慢性疼痛患者の場合，痛みの捉え方や考え方である「認知」，痛みに伴う抑うつ，不安，恐怖などの「感情」，痛がる，安静にする，行動・活動を回避するといった「行動」，痛みなどの症状とそれに関連する家族・職場・社会での人間関係，金銭問題や補償問題など「身体感覚（症状）・環境」の連関・悪循環を示すモデルのことをいう．

ノルアドレナリントランスポーター

ノルアドレナリンの量を調節しているタンパク質で，ノルアドレナリンを神経細胞に再取り込みする作用がある．

は　行

破局的思考（catastrophizing）

痛みに影響を与える認知的要因の一つで，痛み体験を過度に消極的に捉えてしまう思考のことである．破局的思考は，反芻（rumination），拡大視（magnification），無力感（helplessness）といった 3 つの下位尺度からなる．

反芻

痛みのことを繰り返し考えてしまうこと．

反復経頭蓋磁気刺激療法（repetitive transcranial magnetic stimulation：rTMS）

頭皮上に置いたコイル（電磁石）によって生み出される急激な磁場変化によって弱い電流を組織内に誘起させることで，脳内のニューロンを興奮させる非侵襲的な方法をいう．脳卒中やパーキンソン病，うつ病，慢性疼痛などが適応とされており，保険診療上は医師による実施が義務付けられている．

非特異的腰痛

画像や理学所見などで痛みの原因や症状を特定しうる根拠が明らかでない腰痛のことで，腰痛のなかで最も多いタイプといわれている．

複合性局所疼痛症候群（complex regional pain syndrome：CRPS）

以前から，外傷治癒後にもかかわらず四肢の激しい痛みが生じることは知られており，カウザルギー，反射性交感神経性ジストロフィー（RSD），肩手症候群などさまざまな名称で呼ばれていたが，1994年にIASPが複合性局所疼痛症候群（CRPS）として統一した．症状は激しい痛み（アロディニア）のほかに，感覚過敏や代謝異常，浮腫・腫脹，皮膚温異常，局所的骨粗鬆症などさまざまである．

ペーシング

身体活動や運動のペース配分を行うこと，つまり活動と休息を計画だてて配分することを意味する．

ホスフォリパーゼ A_2（phospholipase A_2：PLA_2）

生体内に広く分布している酵素であり，細胞膜のリン脂質を加水分解する作用がある．

ま　行

むち打ち関連障害（whiplash associated disorder：WAD）

交通事故など，頚部がしなるほどの衝撃が加わったのちに生じる頚部痛をはじめとする嘔気，頭痛など一連の不快症状のことをいう．外傷性頚部症候群とも呼ばれる．

無力感

痛みや痛みを抱える自分自身に対して無力で何もできないと感じてしまうこと．

ら 行

リガンド

特定の受容体に特異的に結合する物質のことであり，リガンドが対象物質と結合する部位は決まっており，選択的または特異的に高い親和性がある．

リポコルチン

PLA_2 の活性を阻害するタンパク質であり，ステロイド剤にはリポコルチンの合成を誘導する作用がある．

レッドフラッグ（red flags）

特に腰痛において，医学的対処が必要となる重篤な病態であり，悪性腫瘍，外傷，神経症候，感染，消炎鎮痛薬投与，加齢（50 歳～）などが含まれる．

わ 行

ワーキングメモリ

作業や動作に必要な情報を一時的に記憶・処理する能力のことであり，作業記憶，作動記憶とも呼ばれる．

C

COX（cyclooxygenase）

アラキドン酸をプロスタノイドと呼ばれる生理活性物質の一群に代謝する過程で関与する酵素である．COX には COX-1 と COX-2 と呼ばれるサブタイプが存在し，COX-1 は全身の組織，特に胃腸や腎，血小板などで恒常的に発現している．一方，COX-2 は炎症組織において発現が誘導され，これによってプロスタグランジンが産生される．

C 反応性タンパク（C-reactive protein：CRP）

肝臓の実質細胞（肝細胞）で合成されるタンパク質で，炎症時にはその合成が亢進し，血漿中の濃度が上昇する．そのため，血沈速度と同様に炎症の血液マーカーとして用いられている．正常値は 0.3 mg/dL 以下とされている．

索 引

数 字

欧 文

A

B

C

D

E

F

G

H

著者　略歴

沖田　実（おきた　みのる）

1966年8月　長崎県生まれ
1989年3月　長崎大学医療技術短期大学部理学療法学科 卒業
2004年1月　長崎大学 博士（医学）
2007年10月　長崎大学大学院 医歯薬学総合研究科理学療法学分野 教授
2017年4月　長崎大学 生命医科学域（保健学系）教授

松原貴子（まつばら　たかこ）

1968年2月　大阪府生まれ
1991年3月　神戸大学医療技術短期大学部理学療法学科 卒業
2006年3月　神戸大学大学院医学系研究科保健学専攻博士後期課程修了
博士（保健学）
2011年4月　日本福祉大学 健康科学部リハビリテーション学科 教授
2018年4月　神戸学院大学大学院 総合リハビリテーション学研究科医療リハビリテーション学専攻 生体機能・病態解析学分野 教授
神戸学院大学 総合リハビリテーション学部理学療法学科 教授

ペインリハビリテーション入門（にゅうもん）

発　行　2019年3月1日　第1版第1刷
2022年10月1日　第1版第3刷©
著　者　沖田　実（おきた　みのる）・松原貴子（まつばらたかこ）
発行者　青山　智
発行所　株式会社 三輪書店
〒113-0033　東京都文京区本郷 6-17-9　本郷綱ビル
TEL 03-3816-7796　FAX 03-3816-7756
https://www.miwapubl.com
装　丁　柳川貴代
印刷所　株式会社 新協

ISBN 978-4-89590-634-0 C3047